発達障害の子どもの実行機能を伸ばす本

自立に向けて今できること

監修 高山恵子
NPO法人えじそんくらぶ代表

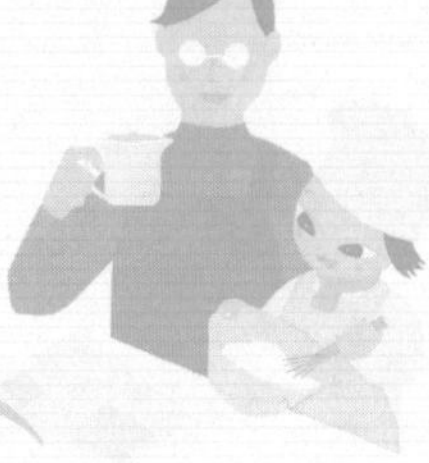

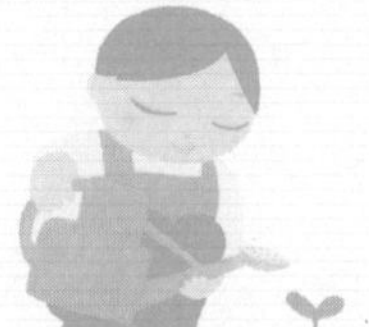

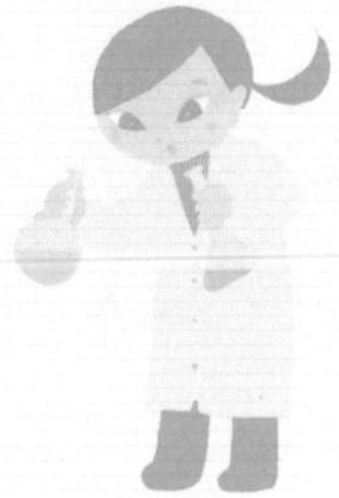

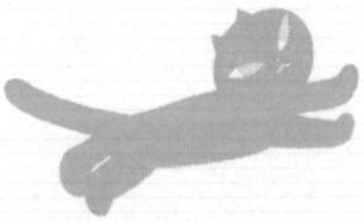

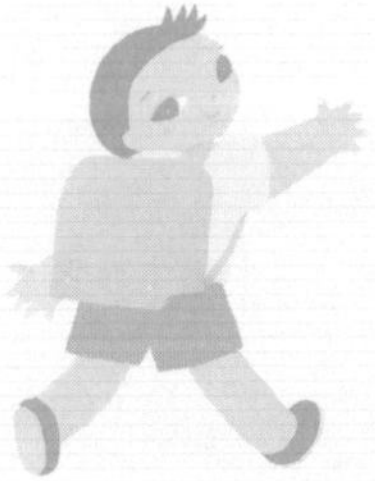

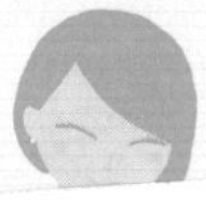

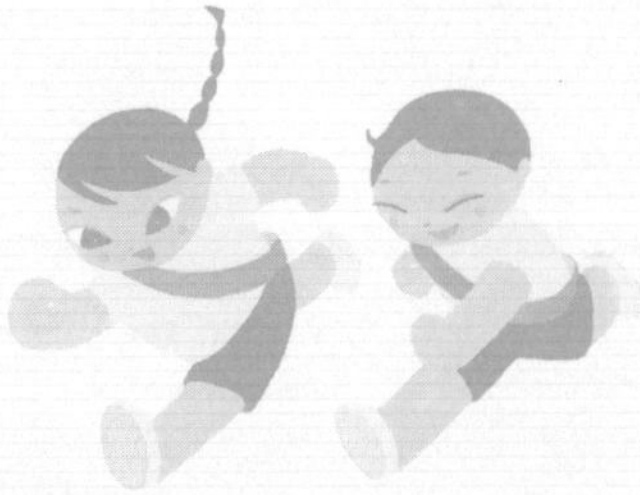

健康ライブラリー
スペシャル
講談社

まえがき

いろいろなことがひとりでできない子どもをどうやって自立させるか、悩んでいませんか。自立とは、どういうイメージでしょうか。子どもが小学校高学年、中学生ぐらいになると、人に迷惑をかけないように、将来ひとりでなんでもできるように、周囲の大人は、さまざまなトレーニングをしたくなります。けれども、なかなかうまくいかず、やがて就労も気になって、心配がつのるものです。子どもの幸せを思っての「愛の鞭《むち》」が、きついトレーニングとなり、子どものストレスになることもあります。

自立を考えるなら、まず実行機能のメカニズムを理解し、伸ばすことをおすすめします。自立のためには、親以外の人に助けやアドバイスを求める相談力なども必要ですが、なにより実行機能は、自立するために大切な機能です。

実行機能という言葉は、発達障害にかかわる人なら聞いたことがあるでしょう。以前、ＡＤＨＤ（注意欠如・多動症）は実行機能障害であると言われ、現在では、ＡＤＨＤに限らず、ＡＳＤ（自閉スペクトラム症）にも実行機能障害があることがわかってきたからです。

本書では実行機能を伸ばすためのサポート法をまとめています。実行機能のサポートは、その子の特性に合わせて、やる気のスイッチが入るようにしましょう。診断名はないけれど、ひとりでできるか心配、という子どものサポートにももちろん活用できる内容です。

とくに、がんばってサポートしているのにうまくいかない、お互いストレスになっているという状態を「相性」から考えてみました。実行機能の相性をみて、サポートに活かそうという新しい考え方です。

子どもの特性に合ったサポートをして実行機能を伸ばすと、自分に自信がもて、自己決定ができ、自立していく一助になるはずです。本書がそのお役に立てれば幸甚です。

ＮＰＯ法人えじそんくらぶ代表
高山恵子

● もくじ ●

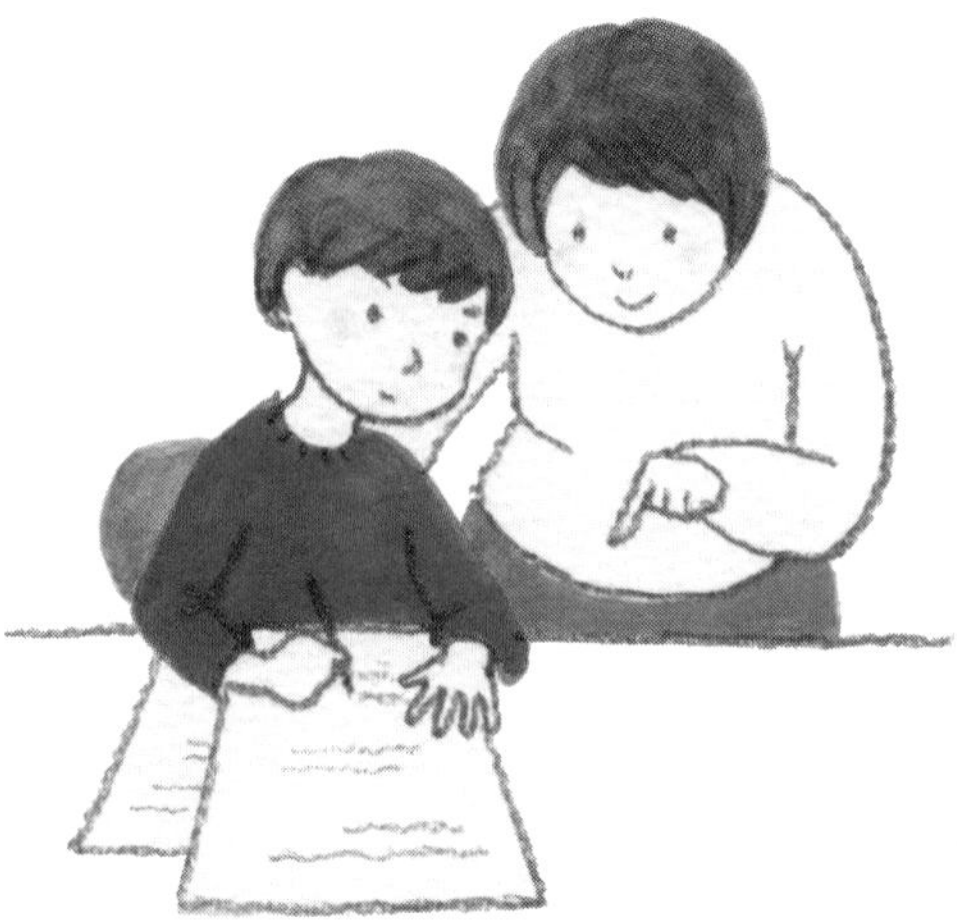

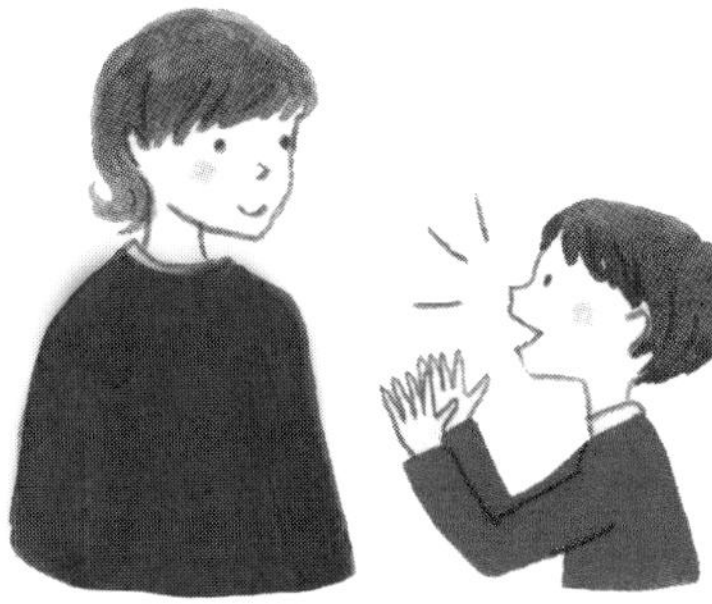

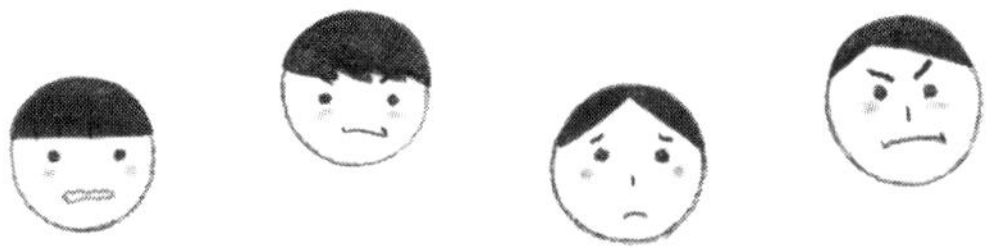

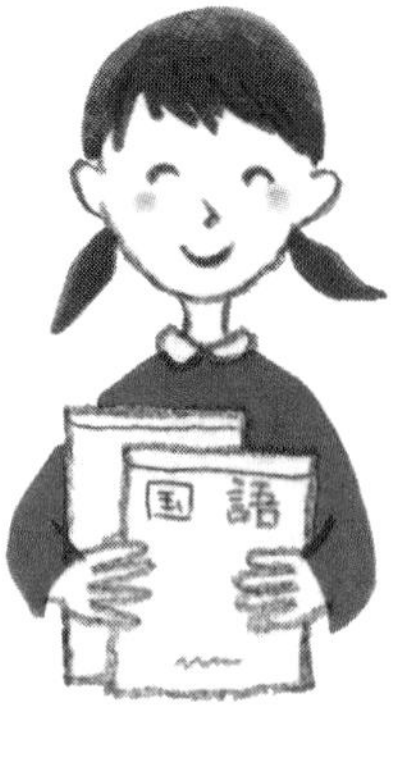

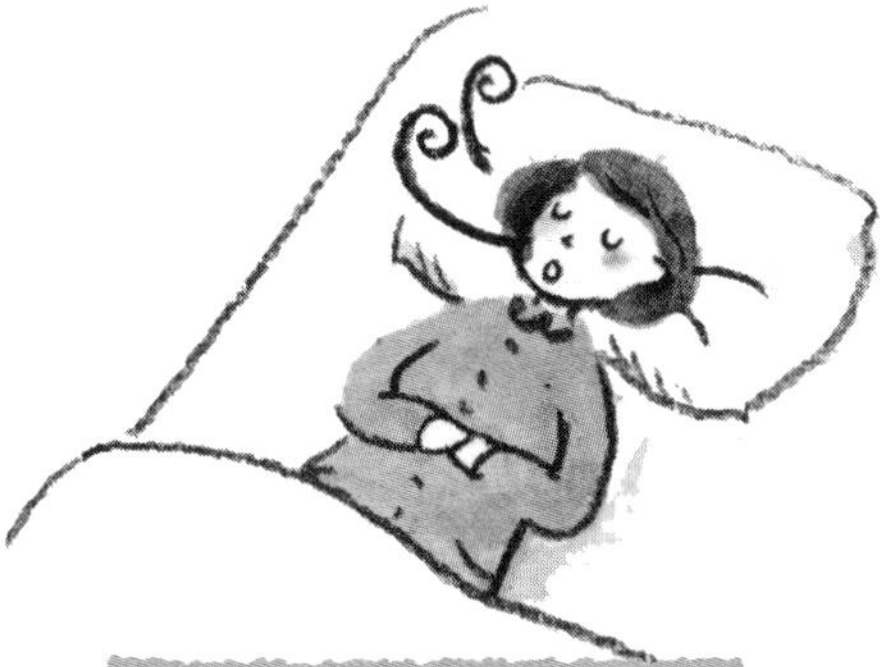

アドバイス セルフ・メンテナンスをしよう

チェックテスト

子どもの実行機能をチェックしてみよう

子どもの実行機能について、1から4の項目に、P7左上の凡例にしたがって、あてはまる数を選び、合計点を出します。点数の見方はP8で解説しています。このチェックテストで、四つの実行機能のうち、どの要素が弱いかがわかります。

1 やることがあるとき

下記のようになることがありますか

体調が悪いので、できない	1	2	3	4	5
気分が乗らない	1	2	3	4	5
なにをやればよいのかわからない	1	2	3	4	5
眠くてやる気になれない	1	2	3	4	5
難しすぎてやりたくない	1	2	3	4	5

合計　　点

2 やることがあるとき

下記のようになることがありますか

計画が立てられない	1	2	3	4	5
なにから始めたらよいかわからない	1	2	3	4	5
必要なものがそろわない	1	2	3	4	5
実現不可能な計画を立てる	1	2	3	4	5
時間配分が悪い	1	2	3	4	5

合計　　点

凡例

5 ＝まったくあてはまらない
4 ＝あまりあてはまらない
3 ＝ややあてはまる
2 ＝よくあてはまる
1 ＝非常によくあてはまる

やる人

- 可能なら、まず子ども本人が、自分のことをチェックします。
- 親、学校の先生、医師、支援者などが、その子どもの実行機能をチェックします。

活用ポイント

- 子ども本人がチェックするのが基本です。本人が「できない」「わからない」と言ったときは、質問を読み上げるなどしてサポートします。
- 子どもについて大人の見方が本人の認識とギャップがあることがあります。それがわかることもねらいです。

3 やっているとき

下記のようになることがありますか

計画倒れになる	1	2	3	4	5
途中でほかのことをやってしまう	1	2	3	4	5
集中しすぎてやめられない	1	2	3	4	5
やることを忘れる	1	2	3	4	5
集中力がとぎれる	1	2	3	4	5

合計　　　点

4 やっているとき

下記のようになることがありますか

机の前に座ってはいるが、だらだらして進まない	1	2	3	4	5
休憩が長くなる	1	2	3	4	5
効率が悪い	1	2	3	4	5
時間がかかりすぎる	1	2	3	4	5
気がそれたことに気づかない	1	2	3	4	5

合計　　　点

平均点を計算しよう

1 合計 ＿＿＿ 点 ÷ 5 ＝ 平均 ＿＿＿ 点

2 合計 ＿＿＿ 点 ÷ 5 ＝ 平均 ＿＿＿ 点

3 合計 ＿＿＿ 点 ÷ 5 ＝ 平均 ＿＿＿ 点

4 合計 ＿＿＿ 点 ÷ 5 ＝ 平均 ＿＿＿ 点

レーダーチャートに記入

上記で求めた、1～4の平均点を、右のレーダーチャートに記入します。四角形が小さいほど、実行機能が弱いということです。また、きれいな四角形にならず凹んでいるところが、実行機能のうち、とくに弱い要素です。

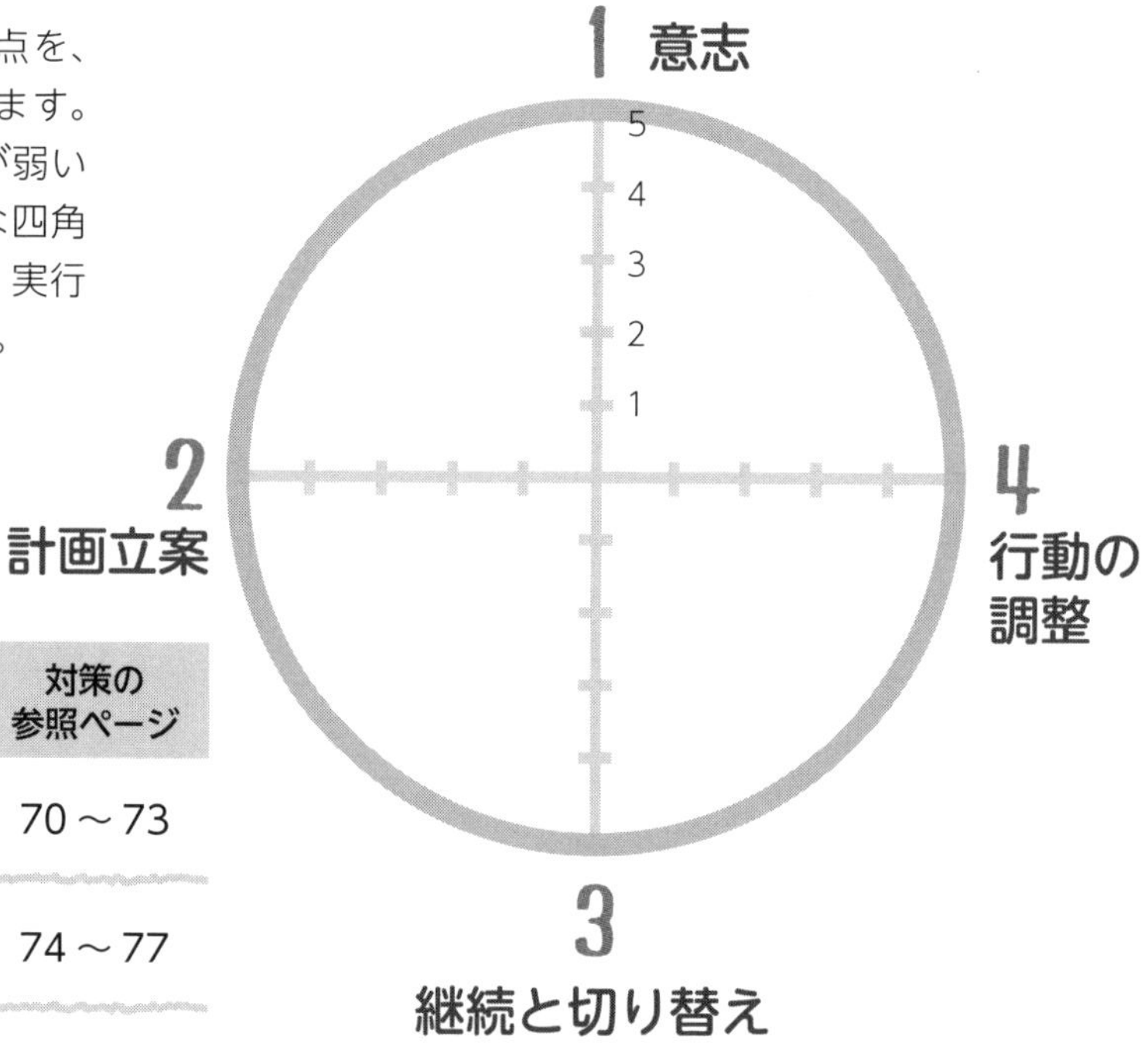

下記は、実行機能の要素を解説した、主な参照ページです。対策の参照ページで、伸ばし方のヒントを解説しています。

要素	参照ページ	対策の参照ページ
1 意志	12	70～73
2 計画立案	14	74～77
3 継続と切り替え	16	78～81
4 行動の調整	18	82～85

1

実行機能とはなにか

実行機能という言葉を
聞いたことがあるでしょうか。
発達障害に関する本などで目にすることが
あるかもしれませんが、
近年注目されている言葉です。
まず、実行機能とはなにか、知っておきましょう。

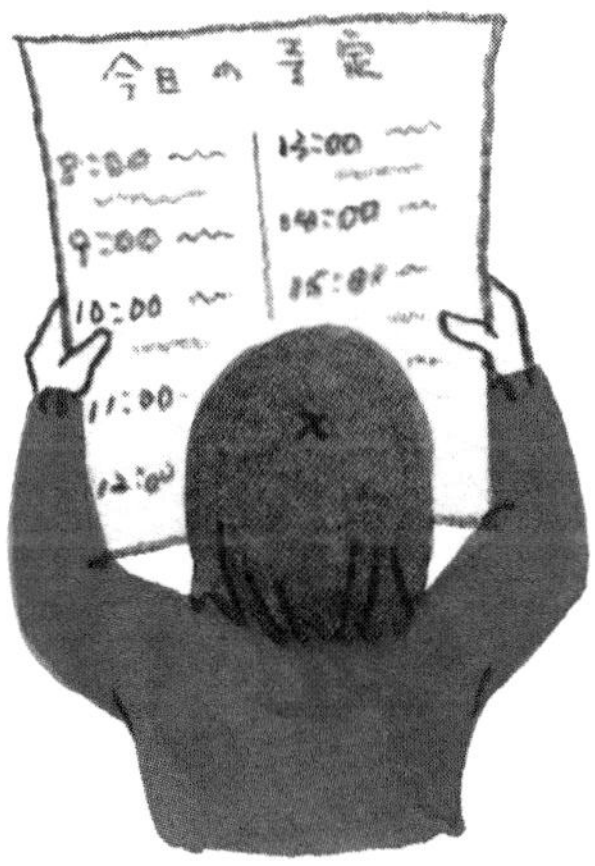

なにかを完了させる力。要素は主に四つ

家でも学校でも、やるべきことができない、目標をクリアできない——。こういう子は、ダメな子、いいかげんな子ではなく、実行機能が弱いせいで、やりたいのにできないのかもしれません。

4つの要素

実行機能の定義はいろいろありますが、この本では神経心理学者のレザック博士の「4つの要素」を基本に考えましょう。このうち、人によって、強いところ・弱いところは異なります。

スタート

1 意志
なにをやるか、どこまでやるかの目標を決め、始めようとする。この要素がないとスタートできない

2 計画立案
目標を達成するために、必要な手段や順番を決める。段取りを立てて始める要素

3 継続と切り替え
目的のある行動を続け、臨機応変に切り替え、ときには中止する。作業中に必要な要素

4 行動の調整
自分の行動を監視し、効率的に進められるように調整する。最初から最後まで必要な要素

完了

ひとつの行動にいくつもの要素がかかわっている

実行機能は複数の要素からなる

実行機能とは、最後までなにかをやりとげるために必要な機能です。計画を立て、やる気を起こし、集中したり、適宜休んだりして、ものごとを完了させるための、脳の司令システムです。上記の1から4までを包括した概念です。「機能」は「能力」と言い換えることもできます。

実行機能は複数の要素からなります。要素になにを挙げるかは、さまざまな説があります。専門家によっては、整理機能、注意力、感情コントロールなども挙げています。

また、実行機能を「遂行機能」という場合もあります。

こんなことも実行機能

実行機能は勉強以外にも、さまざまなシーンや行動にかかわっています。例えば、下記のようなことに、実行機能の弱さが影響することがあります。

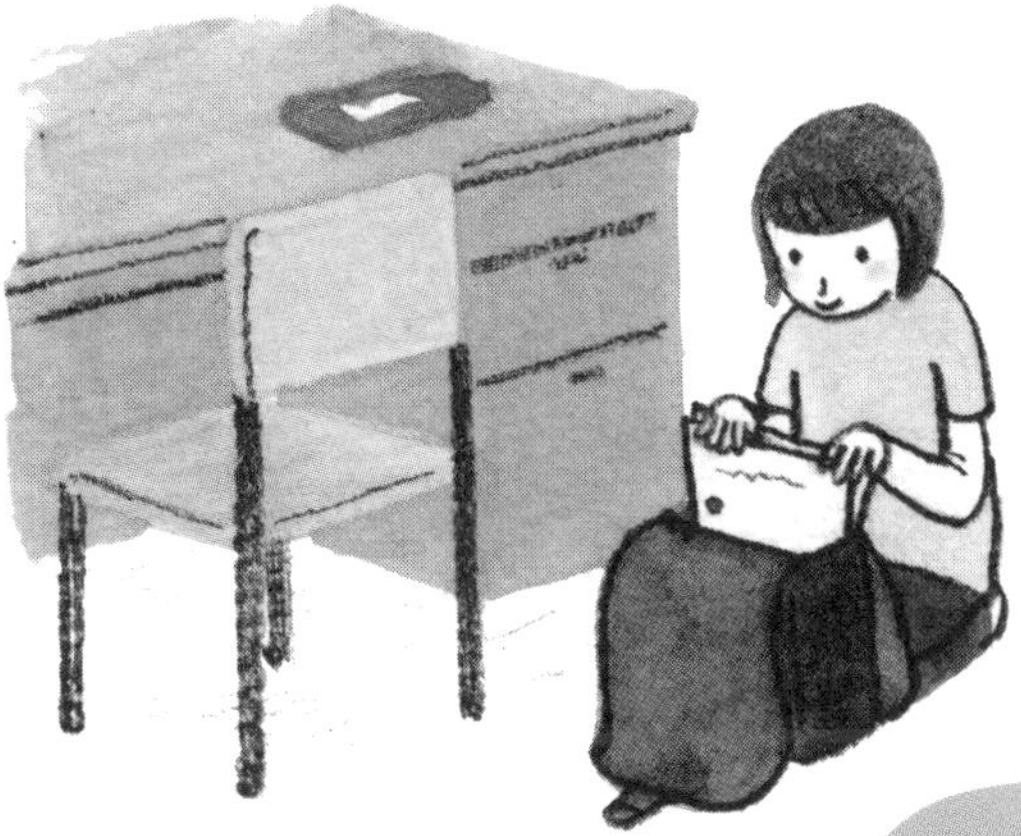

学校から帰ってきたら、うがい・手洗いをして、すぐにランドセルを片づける。遊びをあとにして、宿題にとりかかる

▶▶実行機能が弱いと

やるべきことを忘れ、ランドセルは放置して、すぐにゲームを始めてしまう

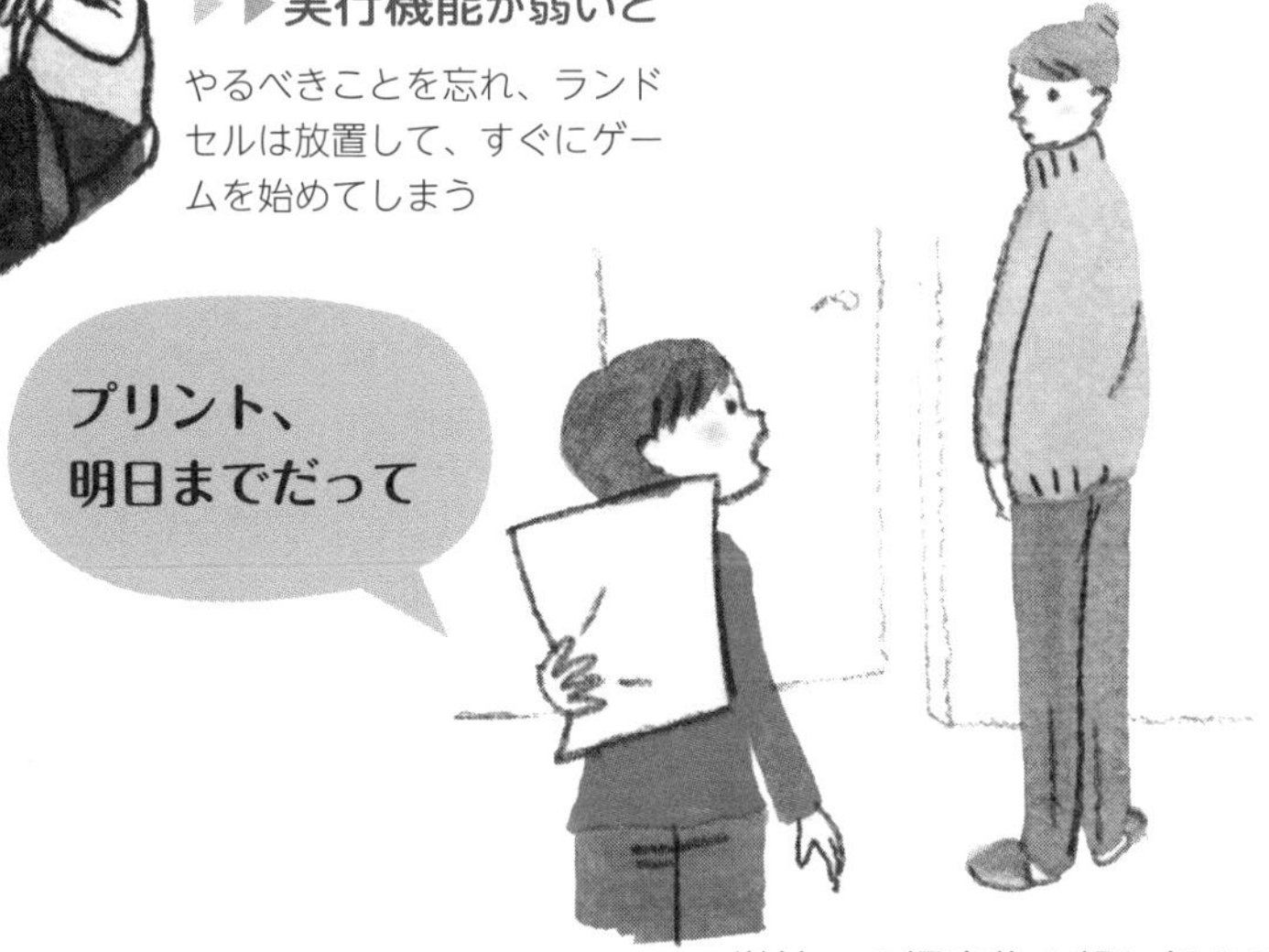
プリント、明日までだって

学校への提出物を親に伝えるなど、きちんと用意。当日は忘れずに持っていく

▶▶実行機能が弱いと

親に伝えることを忘れる。親が用意しても、持っていくのを忘れる

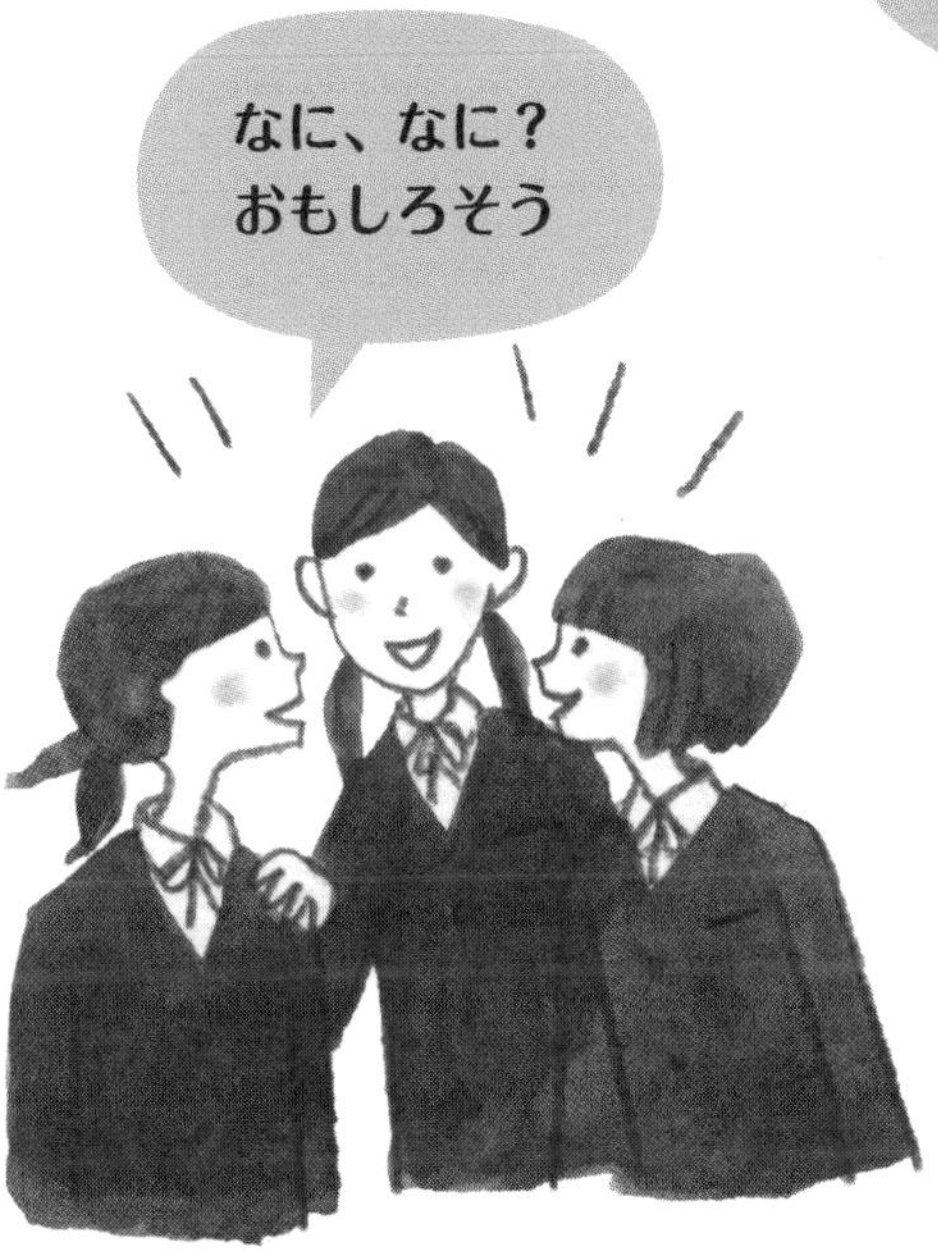
なに、なに？おもしろそう

みんなで楽しく会話をすることができる

▶▶実行機能が弱いと

話に夢中になって調子にのり、ずっとひとりで話しつづけることも

意志――目標を定め、スイッチを入れる

ものごとを完了させるには、目標を定めてスタートさせなくてはなりません。しかし、最初の段階の実行機能が弱いと、そもそも始めることができません。これを「初動障害」ということもあります。

「意志」が弱いと

本人はやりたいのに、なぜやる気が起きないのか、自分でもわからなかったり、また、できない理由があると思っていたりします。

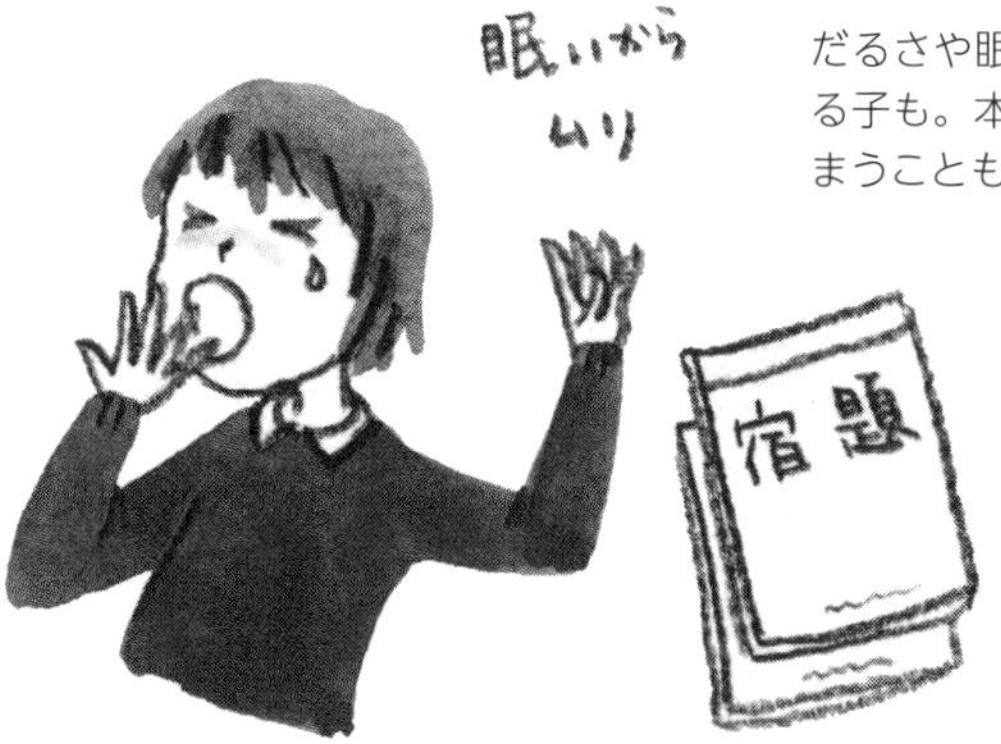

眠いから
ムリ
宿題

だるさや眠気を感じている子も。本当に眠ってしまうこともある

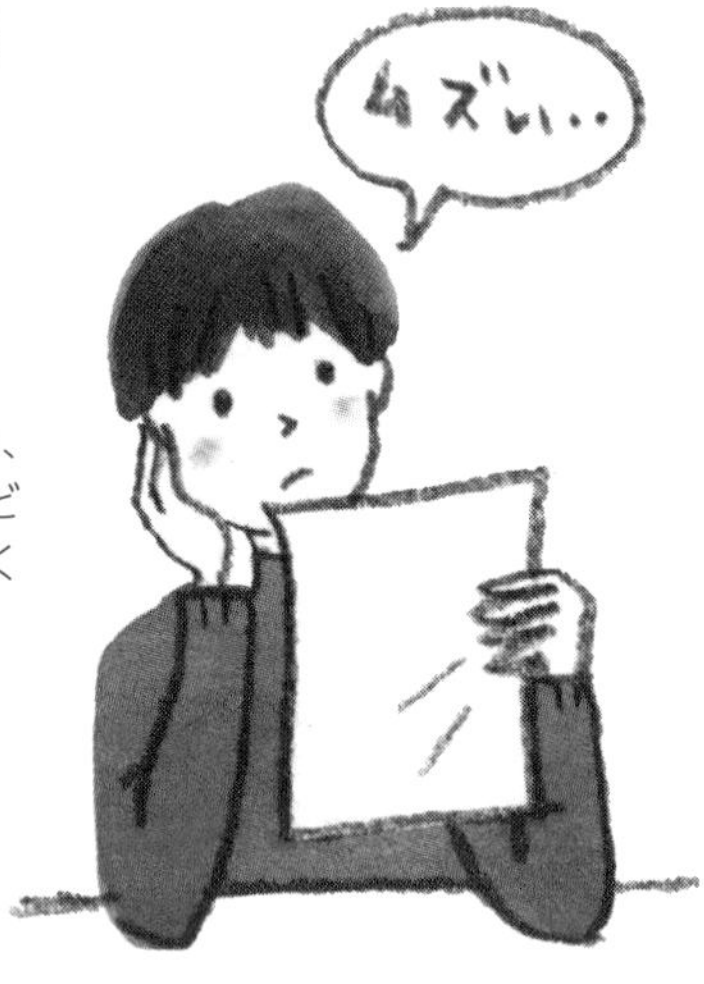

ムズい…

わからないからできない、難しいからできないなどと、やらないのではなくできないと感じている

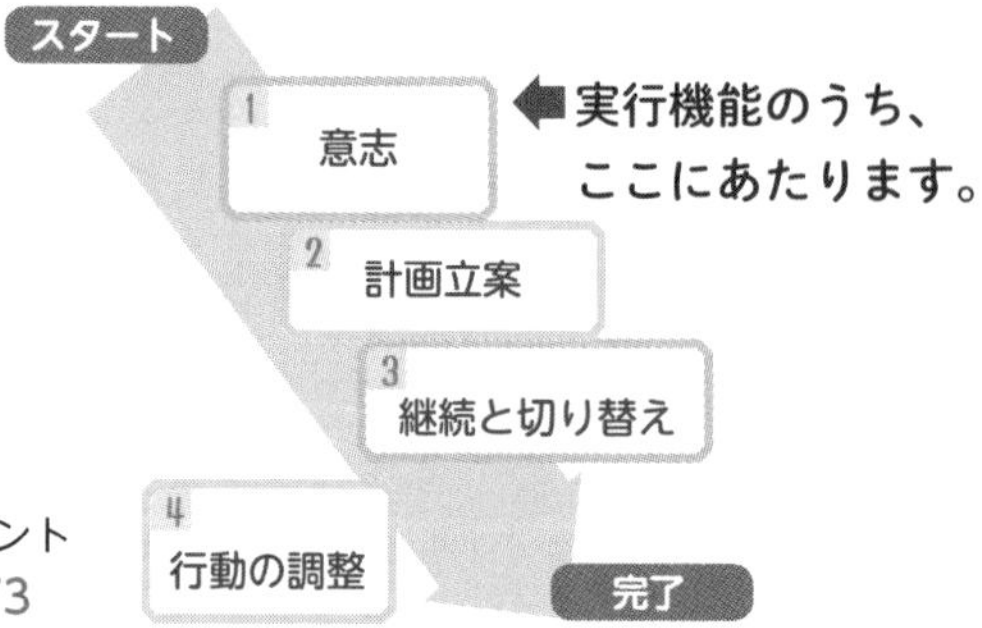

スタート
1 意志
実行機能のうち、
ここにあたります。
2 計画立案
3 継続と切り替え
4 行動の調整
完了

伸ばし方のヒント
▶P 70～73

「やろう！」というスイッチが入らない

やらなくてはならないことがあっても、なかなかとりかかれません。本人は、やろうと思っても、眠い、だるいなどと感じています。

親はつい「早くやりなさい」と言ってしまいますが、「やろうと思っていた」ときに言われると逆効果になることもあります。

やる目標を定めるところからつまずいています。なんのためになにをやるかが定まっていないのでは、やる気のスイッチが入らないのも不思議ではありません。

目の前にある好きなことにとびついて、やることを先延ばしにしてしまうのも「意志」に関連しています。これには「行動の調整」をする機能の弱さもあります。

「意志」に含まれる機能

意志という要素をさらに3項目に分けてみてみましょう。とくに弱いところがわかることもあります。

夏休みの宿題では　ここが弱いと

目的の明確化

なにをしたらよいのか、今なにをすべきかを、しっかりつかむ力です。なんとなくやる気が起きないのは、やることがあいまいだからかもしれません。

宿題をやらなくては

なにをやるんだっけ

動機づけ

これをやるといいことがあるという「未来のごほうび」が動機づけになります。締め切りまでギリギリの切羽詰まった状況が動機づけになる人もいます。

よし、やろう

やる気になれない

自己や環境の認識

ものごとを始めることができるように、自分の状態や環境を認識して、必要なものを準備したり整えたりすることです。これでようやく、やる気が行動に結びつきます。

今ならできる

眠いなぁ

計画立案——情報を集め、段取りを立てる

計画立案とは、なにを、どのように、どの順番でおこなうかの計画を立てることです。情報を集めたうえで取捨選択し、段取りを立てます。時間を見積もる力も大きくかかわります。

「計画立案」が弱いと

締め切りに間に合わなかったり、やるべきことをやっていなかったりします。本人はとても困って、「やっておけばよかった」と反省するものの、同じことをくり返しています。

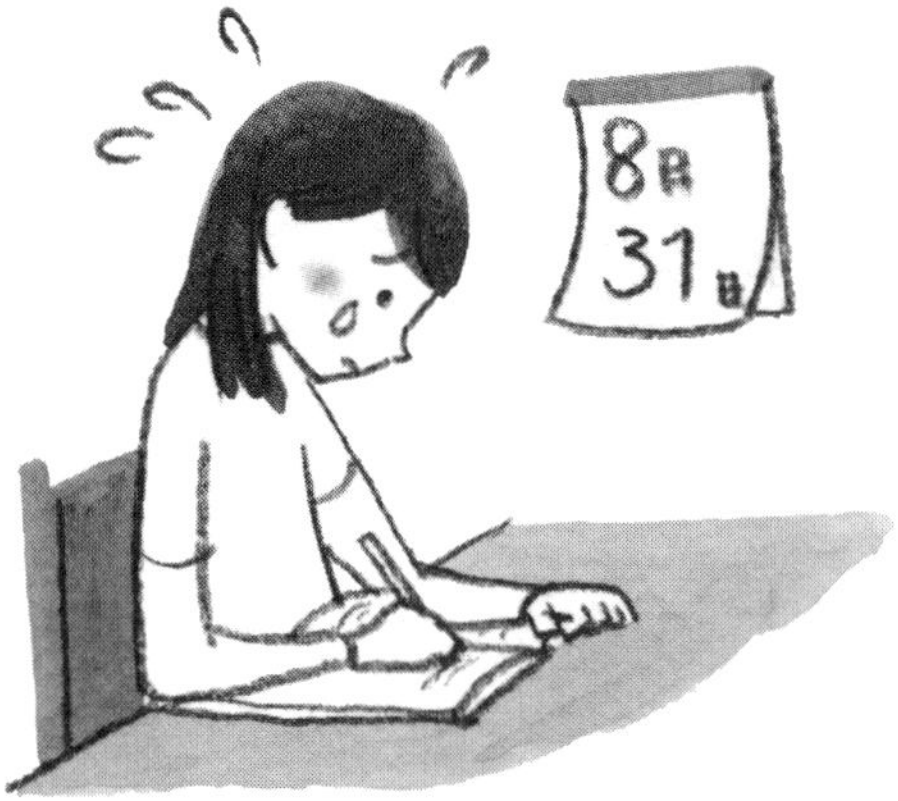
8月
31日

8月31日の夜遅くなってから、夏休みの宿題が終わらないと嘆く。親は「早くやりなさい」と言っていたが、結局こうなる

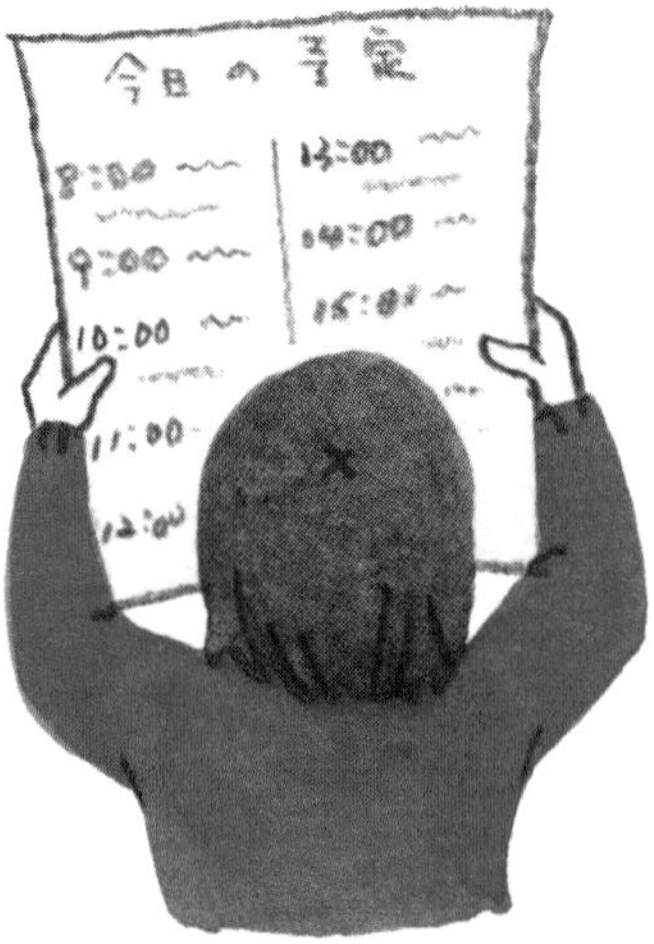
今日の予定

長々細々とした計画表をつくり、「できた」と言っているけれど、時間や体力・気力のことを考えておらず、たぶん実現できない

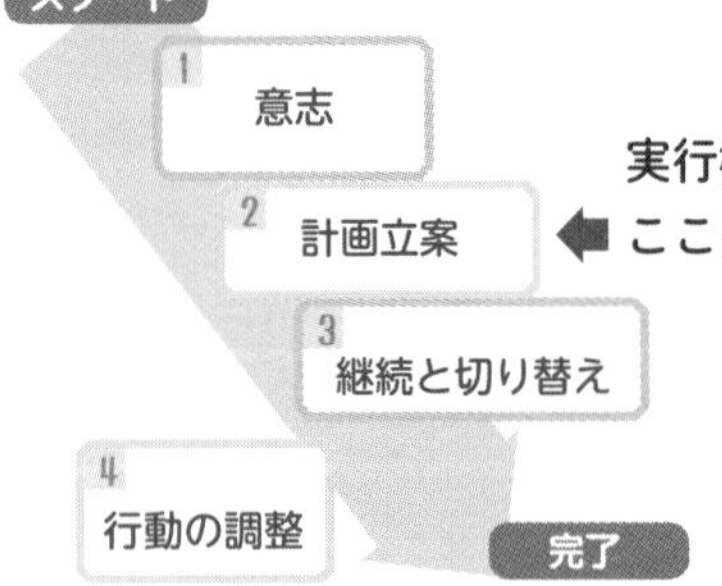
スタート
1 意志
2 計画立案
3 継続と切り替え
4 行動の調整
完了

実行機能のうち、ここにあたります。

伸ばし方のヒント
▶P 74～77

段取りだけでなくもっと広い意味がある

　一般的に、「段取りを立てる」とは、期間に合わせて作業の順番を決めることでしょう。しかし、実行機能の要素としての「計画立案」は、段取りを立てることだけでなく、情報を集める、取捨選択をする、優先順位をつける、時間配分をするなど多くを含みます。

　これらのどれかがうまくいかないと、計画立案に影響します。

　例えば優先順位をつけることが苦手だと、なにからやればいいかがわかりません。目に入ったことから始めたり、好きなことから始めたりしてしまいます。

　時間配分が苦手だと、実現不可能な計画を立ててしまうこともあります。

「計画立案」に含まれる機能

　計画立案という要素は、さらに３項目に分けて考えることができます。とくに弱いところがあるでしょうか。

夏休みの宿題では

ここが弱いと

情報を集める

　なにをやるか、それはいつまでか、自分の状況や環境などの情報を集めます。ものごとを完了させるために、必要な手段、材料を考える力も必要です。

夏休みは40日、宿題は５つ

宿題いっぱいあるなー（漠然と）

情報の取捨選択

　集めた情報のなかで、大切なものや最適な方法を選び、そうでないものは捨てるか保留、後回しなどにします。優先順位をつけることも、ここに含まれます。

この辞書を使って漢字ドリルを最初にやろう

読書感想文か……（と言いながらマンガを手にとる）

スケジュール作成

　時間配分をしながら、やることの順番を決めていく能力で、効果的な行動（→P18）を進めるうえでも重要です。時間の見積もりが苦手だと時間配分ができないので、スケジュールがつくれません。実現不可能な計画を立てないということも必要です。

7月中にここまでやろう

気が向いたものからやろう

継続と切り替え――行動を始め、続け、終わらせる

実行機能の三番目は、立てた計画に沿って、適切な順序で行動を始め、続け、完了させる能力です。ときには臨機応変に行動を切り替えたり、やめたりすることも含みます。

「継続と切り替え」が弱いと

「なにをしても中途半端。終わらせることができない」と、本人もわかっているでしょう。そのため、自分が悪い、ダメな子だと思っているかもしれません。

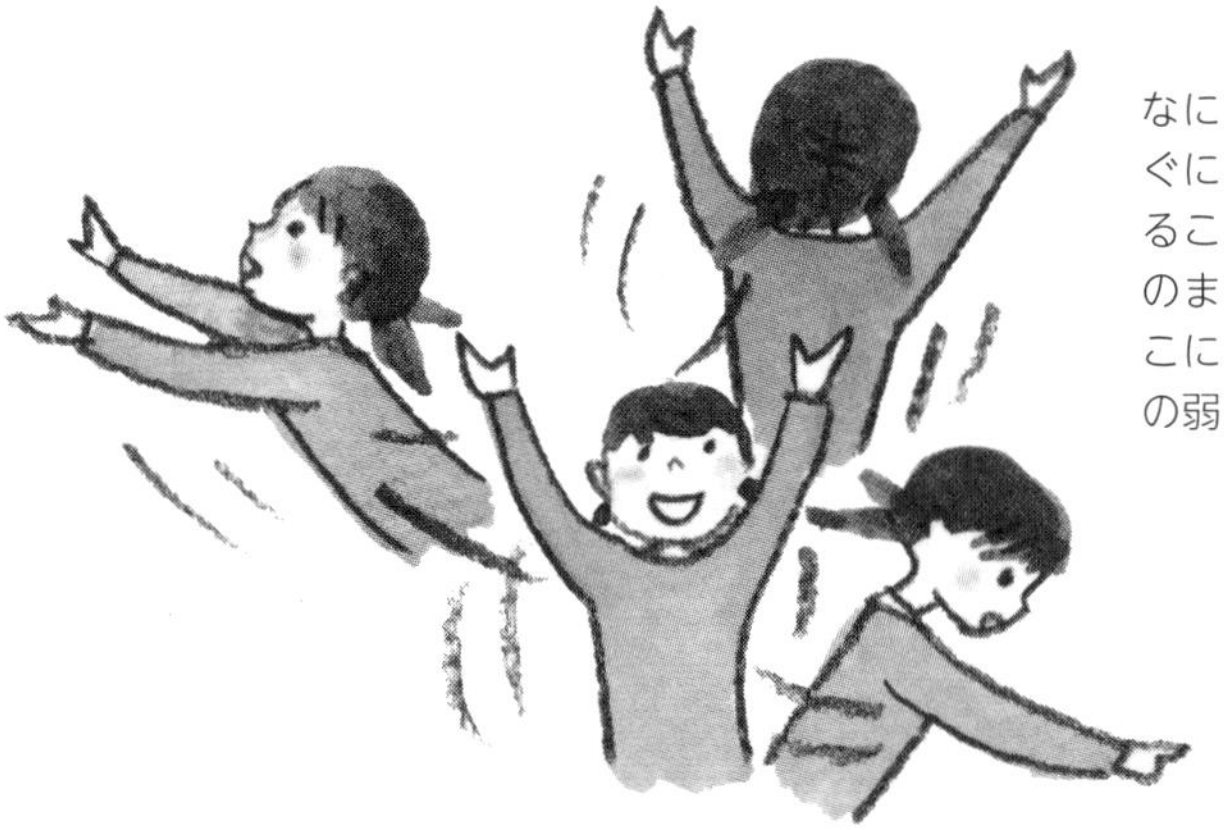

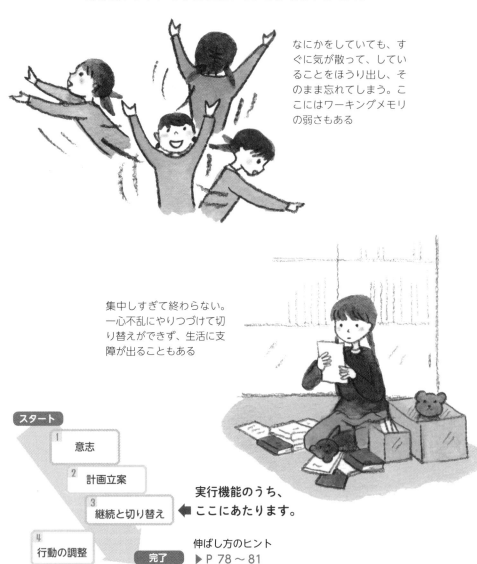

なにかをしていても、すぐに気が散って、していることをほうり出し、そのまま忘れてしまう。ここにはワーキングメモリの弱さもある

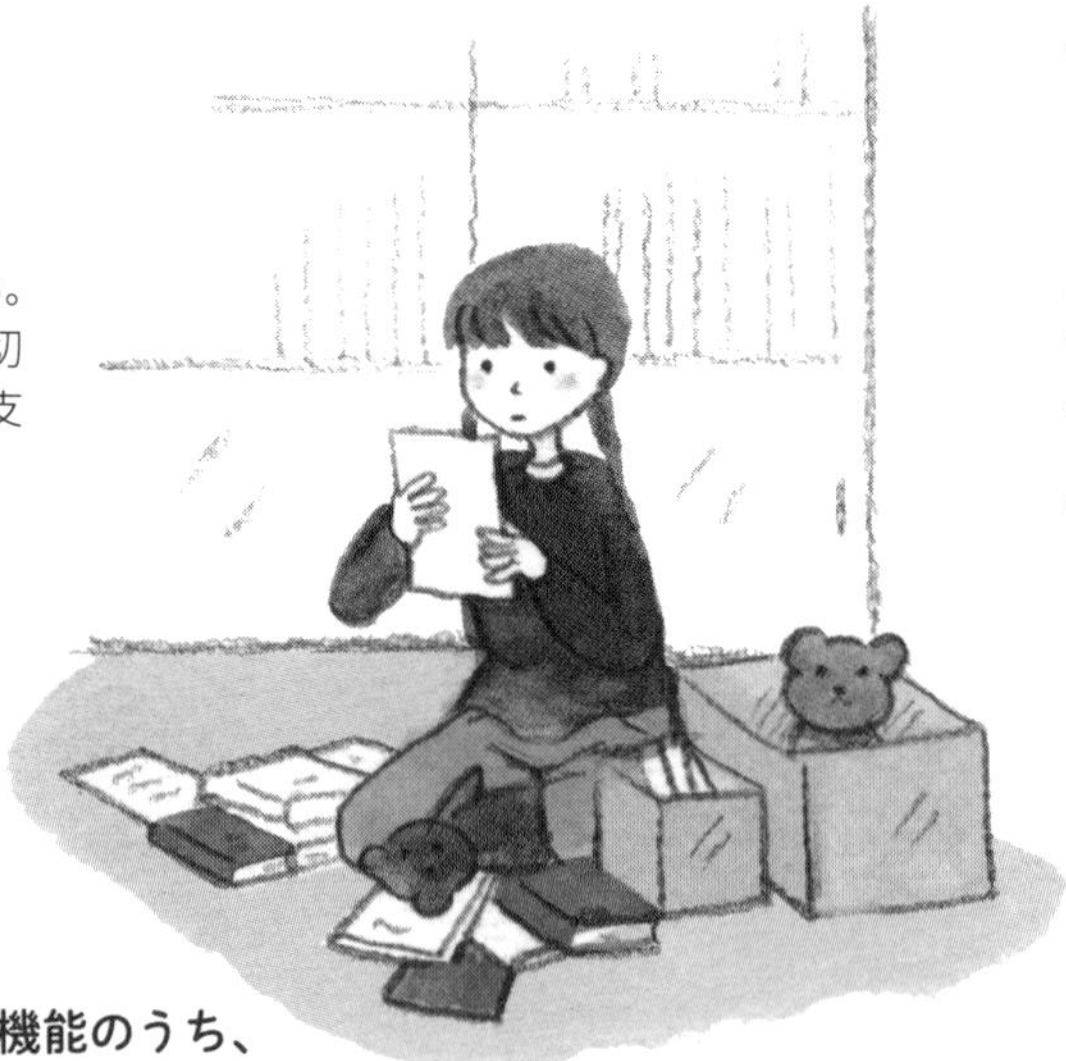

集中しすぎて終わらない。一心不乱にやりつづけて切り替えができず、生活に支障が出ることもある

スタート
1 意志
2 計画立案
3 継続と切り替え
4 行動の調整
完了

実行機能のうち、ここにあたります。

伸ばし方のヒント
▶P 78～81

集中できなかったり集中しすぎたり

目的に合った行動をする能力です。具体的にみると、開始、維持、完了までの実際の行動です。

スケジュールにないことが起きたり進んでいなかったりしたら、計画を変更したり、中止することも必要になります。あきらめざるを得ないこともあるでしょう。

行動を継続させるには集中力が必要ですが、逆に集中しすぎることも「継続と切り替え」が弱いためです。目の前のことにとらわれて、切り替えができないのです。

また、ここにはワーキングメモリ（↓P22）もかかわっています。今していること、次にすることが頭にないと、行動を続けられないからです。

「継続と切り替え」に含まれる機能

継続と切り替えという要素は、さらに４項目に分けることができます。このうち、どれが弱くても、ものごとを完了させることは難しいでしょう。

宿題では

実際に開始

目的に合った行動を始めることです。ときにはやりたくない、と思うこともあるでしょうが、その気持ちをコントロールして、やりはじめることができます。

ノートに書きはじめる

ここが弱いと

だらだらしている

維持する

気を散らさず、適切なスピードで作業を続けることです。集中力や根気が必要ですが、集中しすぎて完了に至らないこともあります。

ノートに書きつづける

飽きちゃったなぁ

変換する

スケジュールにないことや、目的に合わなくなったときには、やっていることを変えたり、やり方を変えたりしなくてはなりません。注意や思考を切り替える力が必要です。

文章だけでなく絵も入れよう

どうしよう……

中止する

状況によっては、やっていることを中止しなくてはなりません。作業を中断したときには、あとで再開することを覚えておきます。

いったんやめよう

やめられない

行動の調整──自分の行動をみて、調整する

レザック博士は実行機能の四番目は「効果的な行動」としていますが、これはムダな行動をしないということです。そのためには、自分の行動をみて調整しながら進めていく能力が必要です。

「行動の調整」が弱いと

　おかれている状況や環境をとらえることを忘れ、気持ちに流されるままになります。トラブルを起こしたりして、やっていることが終わりません。ムダな行動に気づかず、調整できないこともあります。

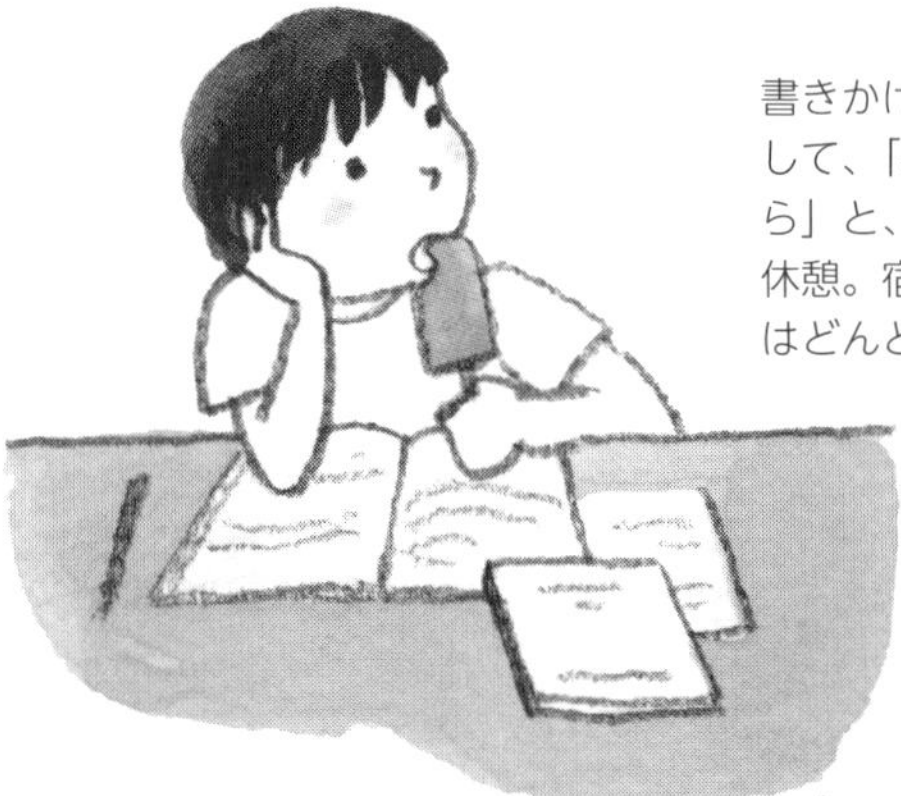

書きかけのノートを目の前にして、「暑いから」「難しいから」と、アイスを食べながら休憩。宿題は終わらず、時間はどんどん過ぎていく

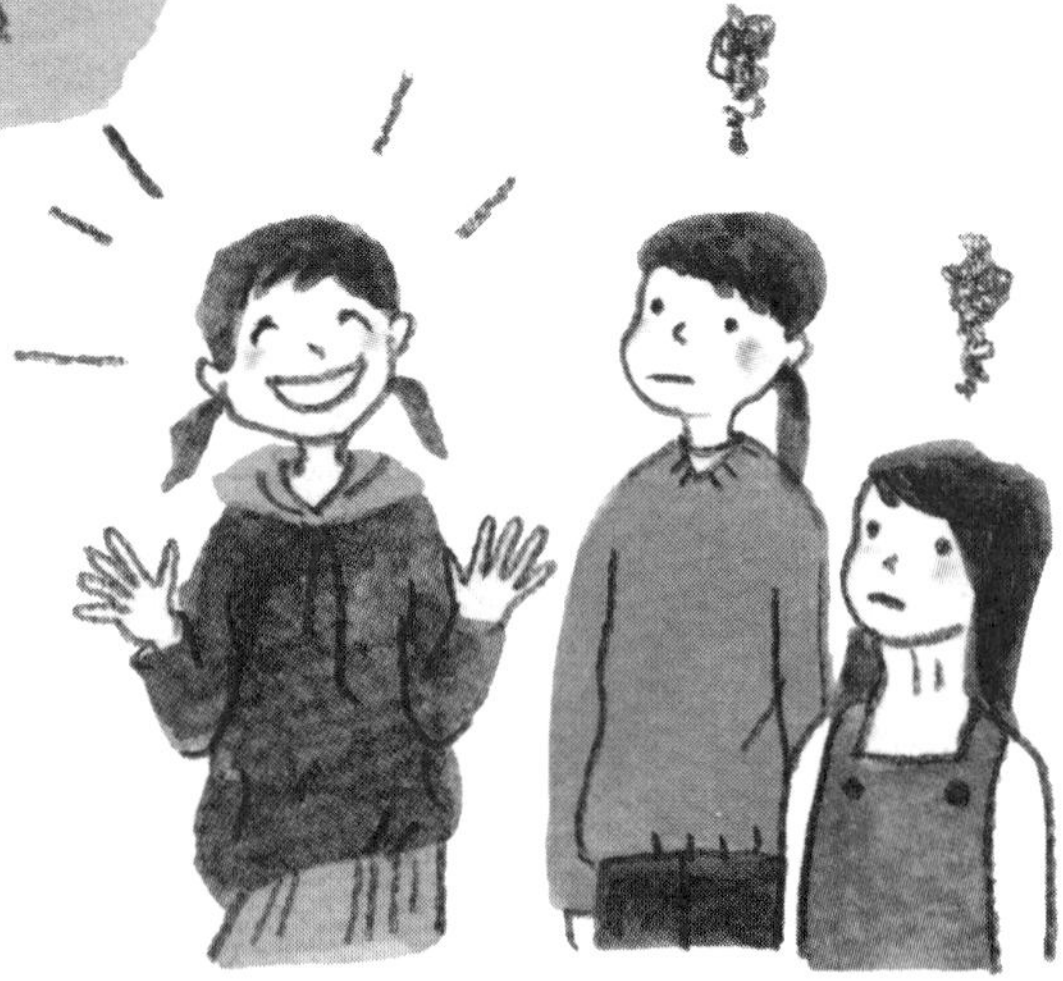

自分がしゃべりたいことがあると友だちの会話に割り込むのもうっかりで、悪気はない。感情をコントロールして行動を調整できないからだ

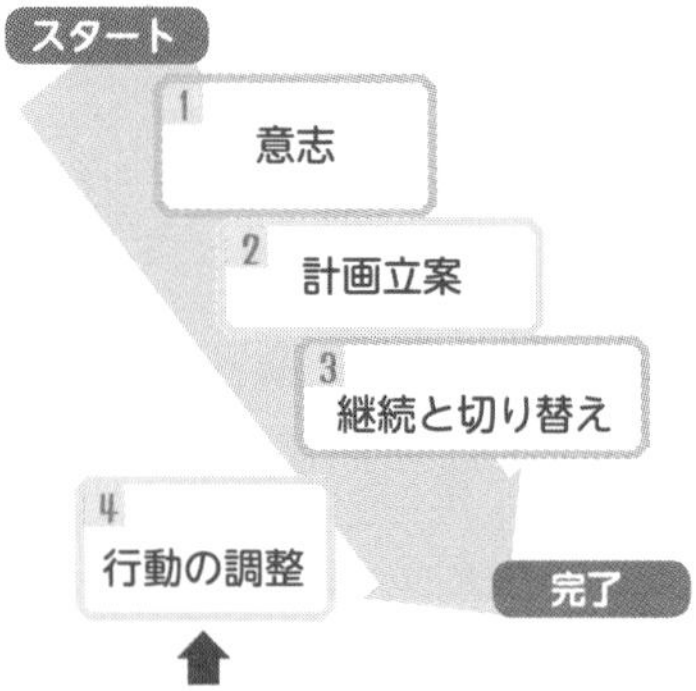

スタート
1 意志
2 計画立案
3 継続と切り替え
4 行動の調整
完了

実行機能のうち、ここにあたります。

伸ばし方のヒント
▶P 82～85

スタートから完了まで必要な能力

「行動の調整」は、仕事でも勉強でも、完了させるために、最初から最後まで必要な能力です。

行動を調整するには、気持ちのコントロールが必要です。目的に合わない欲求や衝動は、なにかをやっているときにはコントロールしないと、完了に至りません。ときには、わきあがった感情を一瞬で抑えることも大切です。

なにより、自分の行動を客観的にみる能力が必要です。進行状況や効率、環境などを俯瞰《ふかん》してとらえます。この能力を「メタ認知」ということもあります。「メタ」とは「より上位の」という意味で、自分の言動を上から客観的・総合的に認識することです。

「行動の調整」に含まれる機能

行動の調整という要素は、さらに3項目に分けられます。最初の監視（メタ認知）が弱いと、行動の修正や調整がうまくいきません。

自己の行動の監視

ここでの監視とは、自己の行動を客観的にとらえることです。効果的な行動をしているか、ムダなことをしていないか、自己の行動を認識します。

P18の右下の例では

- 割り込んだことに気づく
- ここが弱いと → しゃべりたいだけ

自己の行動の修正

認識した行動が目的に合っていなかったり不適切だったりした場合には、修正します。

- すぐに「割り込んでごめんね」と謝る
- そのまましゃべりつづける

自己の行動の調整

より効果的な行動になるように調整します。欲求や感情をコントロールする能力も必要です。

- まず友だちの会話の輪に入る
- そのまましゃべりつづける

ADHDもASDも実行機能の弱さがある

ものごとを計画的に進めることが得意な人と苦手な人がいます。ADHD（注意欠如・多動症）とASD（自閉スペクトラム症）の人は苦手で、実行機能の弱さがあります。

ADHDの特性だと思われていた

これまで、実行機能の弱さは、「実行機能障害」として、ADHDの特性だと考えられていました。しかし、ASDにもあるとわかってきました。

ADHDとASDでは、それぞれ実行機能の苦手な領域が異なることがあります。一方、自己の行動の監視ができないなど、共通する領域もあります。自分を客観的にみる力が弱いので、適切な対応や行動に結びつきにくいのです。

また、ADHDとASDを合併している人が多いこともわかってきました。実行機能のどの要素が苦手かチェックして、対策を立てましょう。

ADHDでは

注意欠如・多動症には、不注意、多動・衝動性という特性があります。こうした特性のために、作業を始め、持続し、完了させることが困難です。実行機能の弱さは従来から基本特性と考えられています。

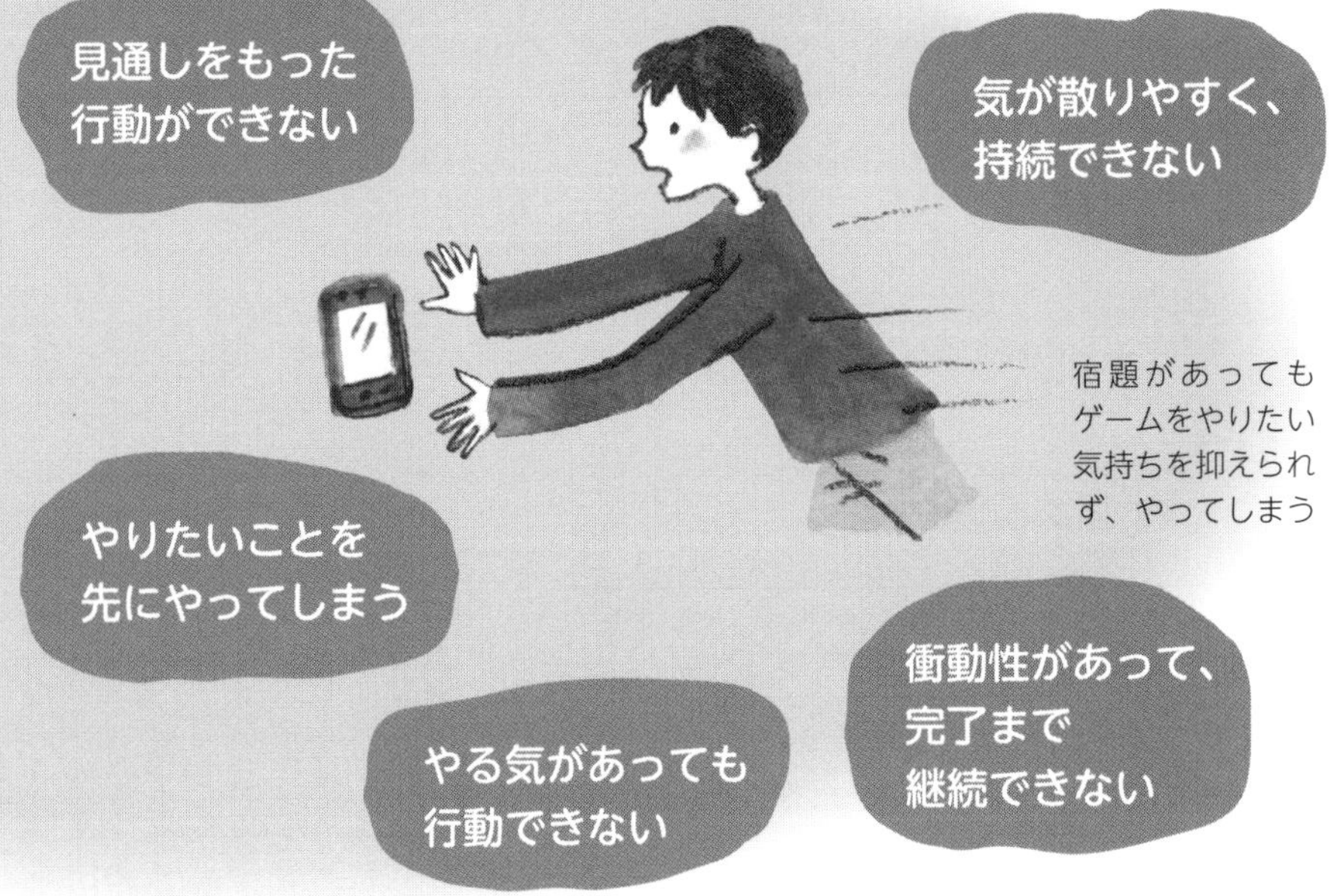
見通しをもった行動ができない
気が散りやすく、持続できない
やりたいことを先にやってしまう
やる気があっても行動できない
衝動性があって、完了まで継続できない

宿題があってもゲームをやりたい気持ちを抑えられず、やってしまう

ＡＳＤでは

自閉スペクトラム症には、社会的なコミュニケーションをもって人間関係をつくることが困難、行動や興味が限定的という特性があります。この２つにも、実行機能の弱さがかかわっています。

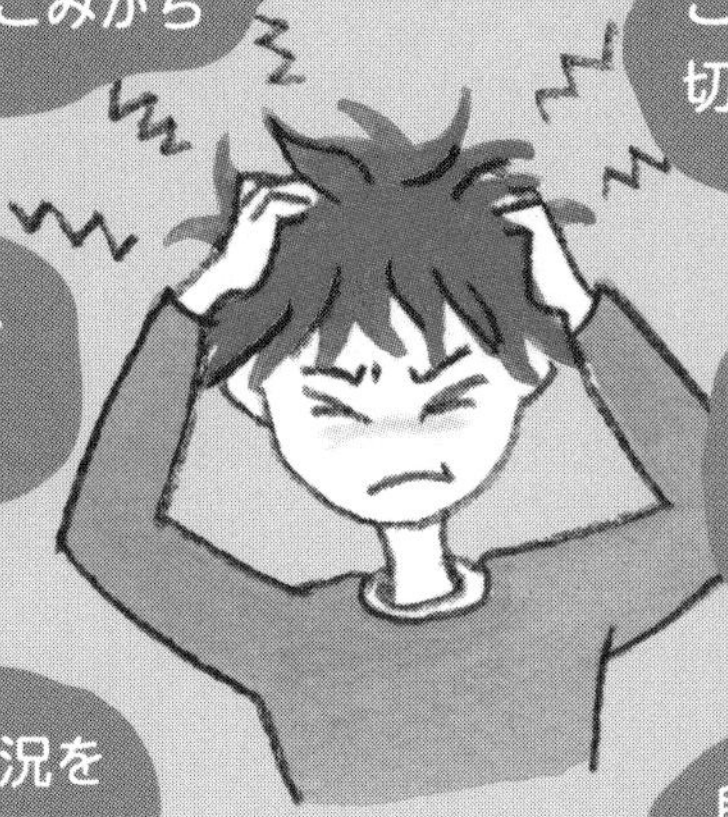

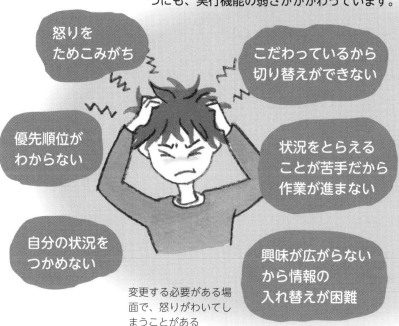

怒りをためこみがち

こだわっているから切り替えができない

優先順位がわからない

状況をとらえることが苦手だから作業が進まない

自分の状況をつかめない

興味が広がらないから情報の入れ替えが困難

変更する必要がある場面で、怒りがわいてしまうことがある

ＡＤＨＤとＡＳＤを合併していることが多くある。ＡＤＨＤの特性が強い、ＡＳＤの特性が強いといったように、きっぱり分けられないことが多い

合併していると

さまざまな実行機能の弱さがあり、どちらの困難さも現れます。そのときによってうまくいく条件をみつけ、対処しましょう。

診断名にとらわれないで

ＡＤＨＤやＡＳＤなどの診断名から考えるのではなく、苦手なことがなにかを理解しましょう。実行機能の弱いところ、うまくいく方法はなにかを考え、日常生活で困らないようにして、やがて自立するのが目的です。対応は本書の第5章をヒントにしてください。

また、発達障害がなくても実行機能が弱くなることがあります。愛着障害やうつは、その例です。これらは後天的なものですから、ダメージが少なければ、親子の支援、環境調整など、早期の支援で改善します。

作業を一時的に覚えておく機能の弱さも

実行機能について考えるときに、ワーキングメモリのことは欠かせません。本書では実行機能の三番目（継続と切り替え）に含めて解説していますが、実行機能の要素とは別と考える説もあります。

ワーキングメモリとは

テストのために漢字を覚える、算数の計算式を覚えるといった長期記憶とは違います。暗算や、今やることなど、一時的な作業の記憶です。

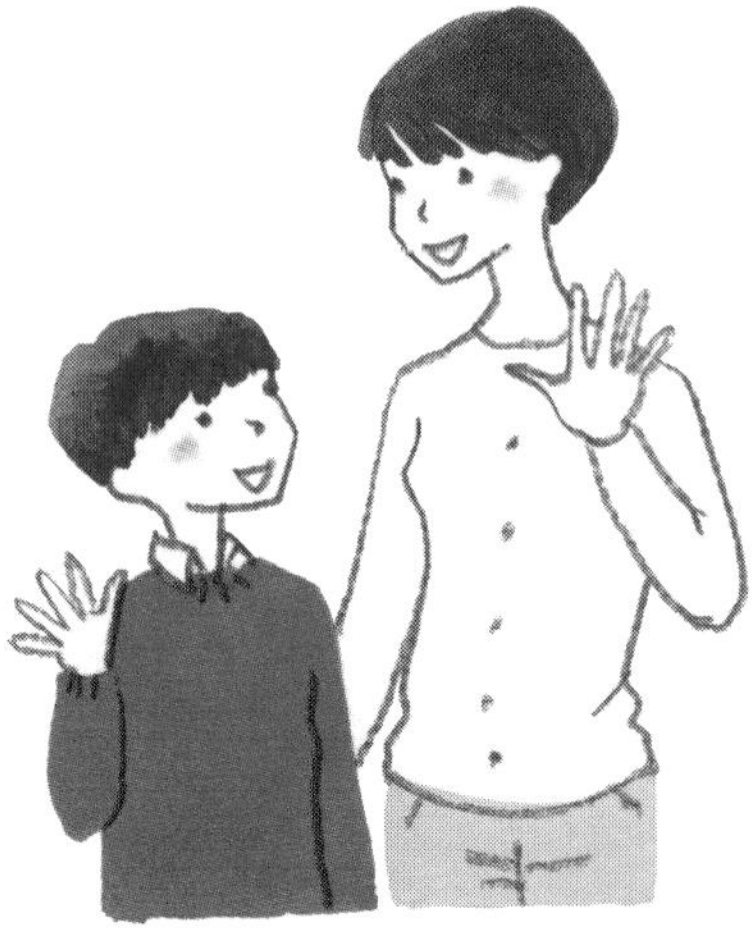

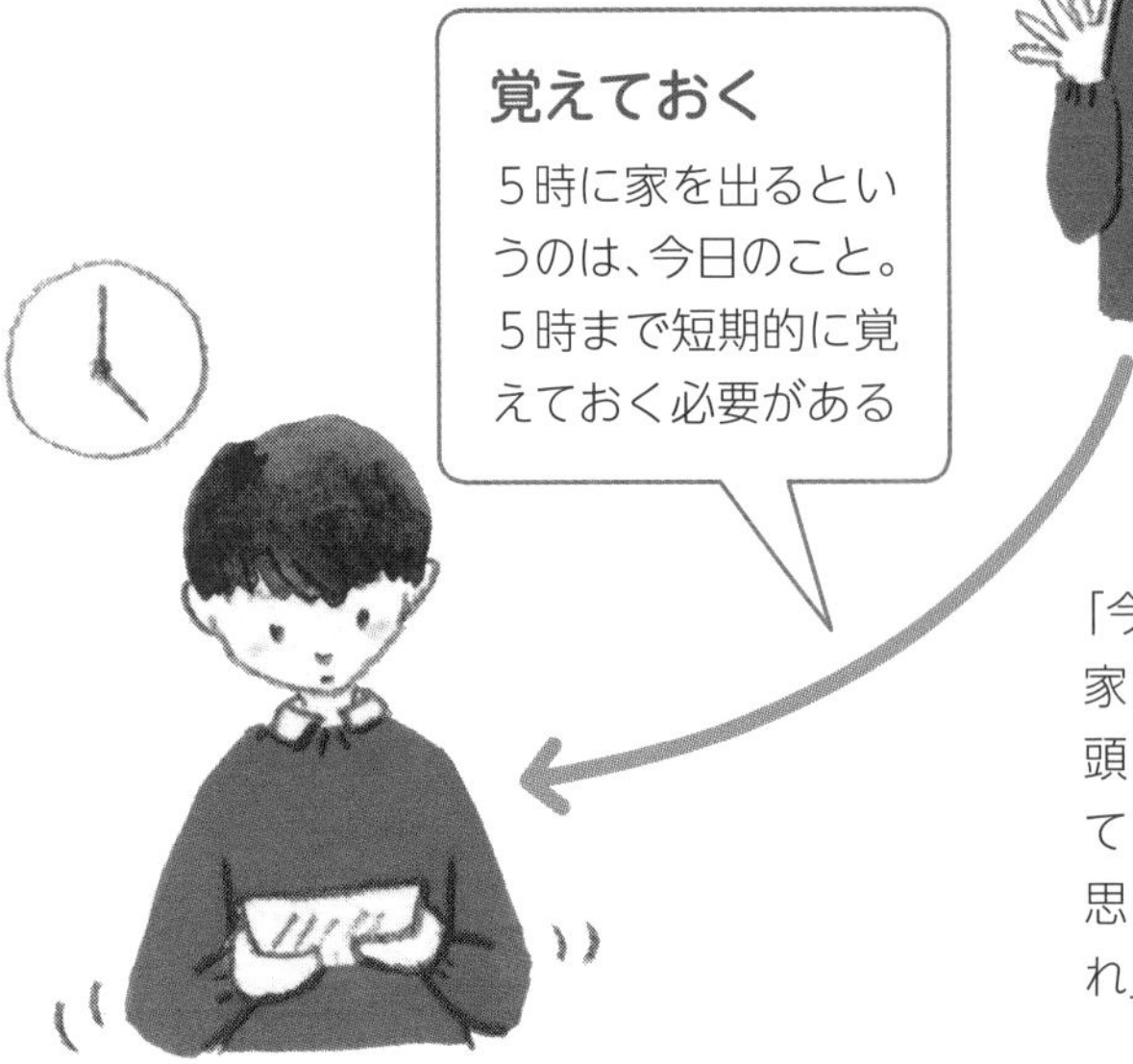
覚えておく
5時に家を出るというのは、今日のこと。5時まで短期的に覚えておく必要がある

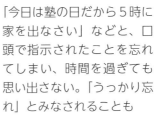

「今日は塾の日だから5時に家を出なさい」などと、口頭で指示されたことを忘れてしまい、時間を過ぎても思い出さない。「うっかり忘れ」とみなされることも

開始、継続、完了ができない一因になる

ワーキングメモリは「作業記憶」ともいわれます。ワーキングメモリが弱いと、一時的に複数の情報を脳に保存することが苦手です。

今置いたものをどこに置いたかわからなくなったり、言われた指示の内容を忘れたりします。ダブルタスクが苦手で自分がやろうとしたことを忘れてしまうと、行動の開始や継続が困難になります。予定と違うことを始めたり、なにかしている途中でほかのことを始めたりして、作業を完了させることができません。

一時的な記憶が苦手でも学力は低くない場合、怠けているとみられ、叱られることが多くなります。

ワーキングメモリには２種類ある

記憶する情報は、言語か視空間から得るものです。
このどちらかだけ弱い子と両方とも弱い子がいます。

言語性ワーキングメモリ

作業をするために、言語による情報を一時的に脳に保存しておく能力です。下記のようなシーンで必要です。

- 聞いたとおりにおこなう
- 文章の読解
- ３人以上で話し合う
- 論理的に話す
- 言われたことをメモする
- 相手の問いに答える

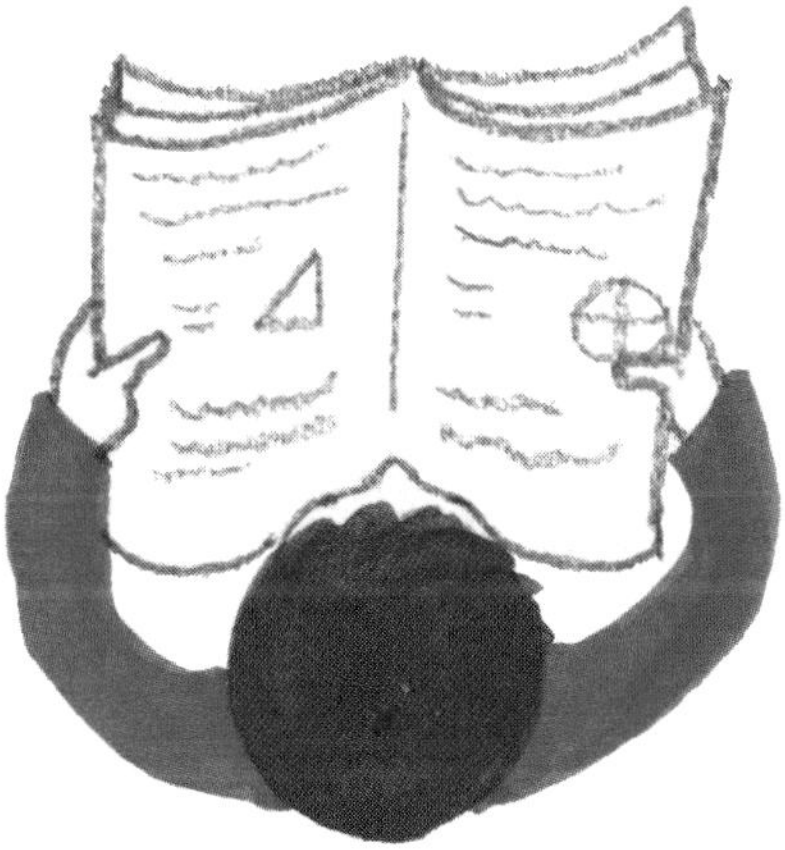

読んだばかりの文章を忘れてしまい内容がわからないので、算数では文章題がとけない

視空間性ワーキングメモリ

作業をするために、映像や動作など言語以外の情報を一時的に脳に保存しておく能力です。下記のようなシーンで必要です。

- 作業手順ややり方を覚える
- 道順を覚える
- ものを置いた位置を覚えておく
- 状況をみて行動する
- 人の顔と名前を一致させる

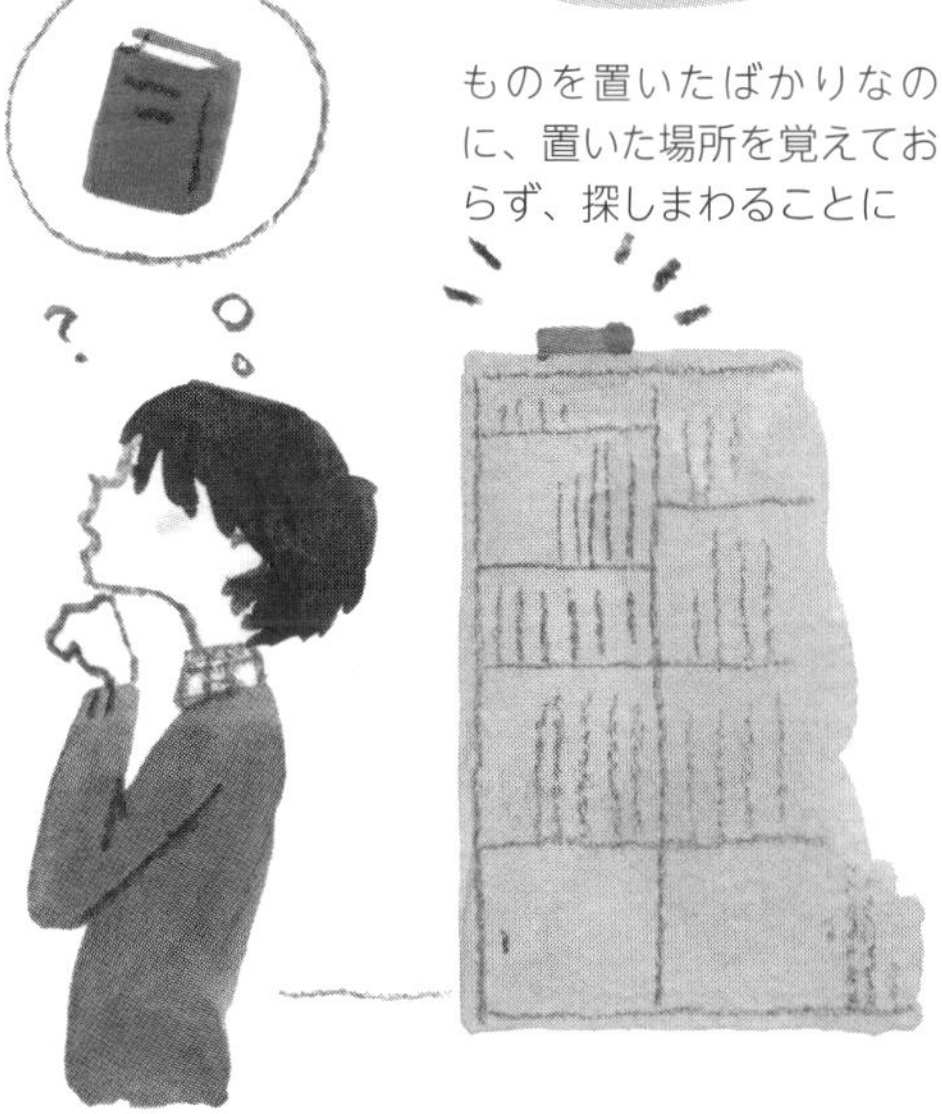

ものを置いたばかりなのに、置いた場所を覚えておらず、探しまわることに

COLUMN

「扁桃体《へんとうたい》ハイジャック」で実行機能がマヒする

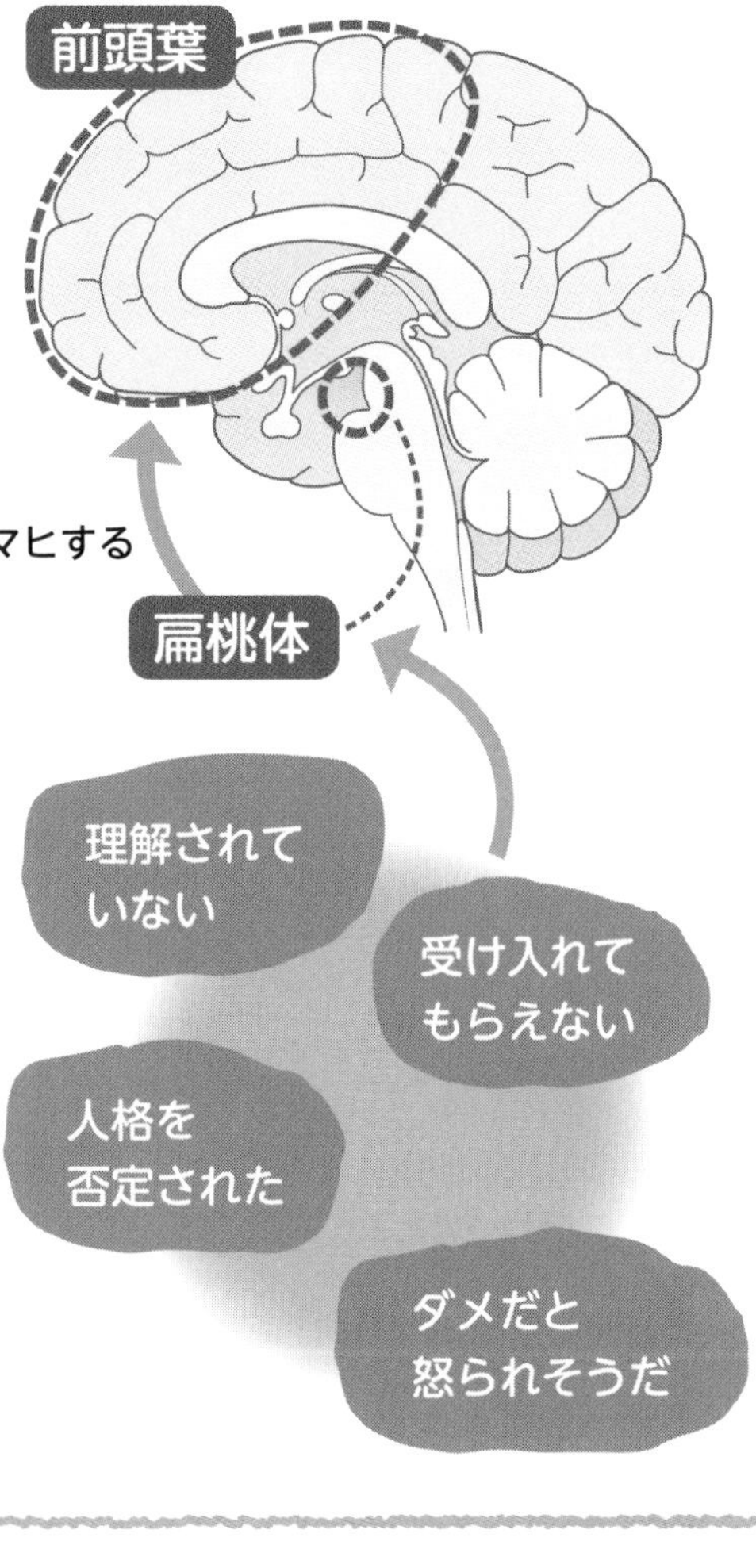
前頭葉
マヒする
扁桃体
理解されていない
受け入れてもらえない
人格を否定された
ダメだと怒られそうだ

不安を感じると動けなくなる

実行機能を働かせるのは、主に脳の「前頭葉」です。前頭葉は、創造、判断、抑制など多くを司《つかさど》っていて、脳のいろいろな部位と情報交換をして、行動に移します。

前頭葉に情報を送る部位のひとつが扁桃体です。扁桃体は感情を司る部位で、危険や不安を感じると前頭葉に情報を送ります。すると前頭葉は闘争、回避、逃走などを判断して行動に移します。

このとき情動が高ぶって止められなくなると、実行機能がマヒして、固まったりパニックになったりします。これを心理学者のゴールマンは「扁桃体ハイジャック」とよびました。

扁桃体ハイジャックの予防には深呼吸が有効といわれます。危険や不安を感じたら、まず大きくゆっくり息を吐いてみましょう。

2 子どもとの実行機能の相性をみる

ひとりでいろいろできない子を、しっかり育てようという
親の思いが、どうもうまく伝わらない、
うまくいかないと感じていないでしょうか。
じつは実行機能の相性が大きくかかわっています。
自分と子どもとの実行機能の相性をみるときには、
P6～7のチェックテストをしてみてください。

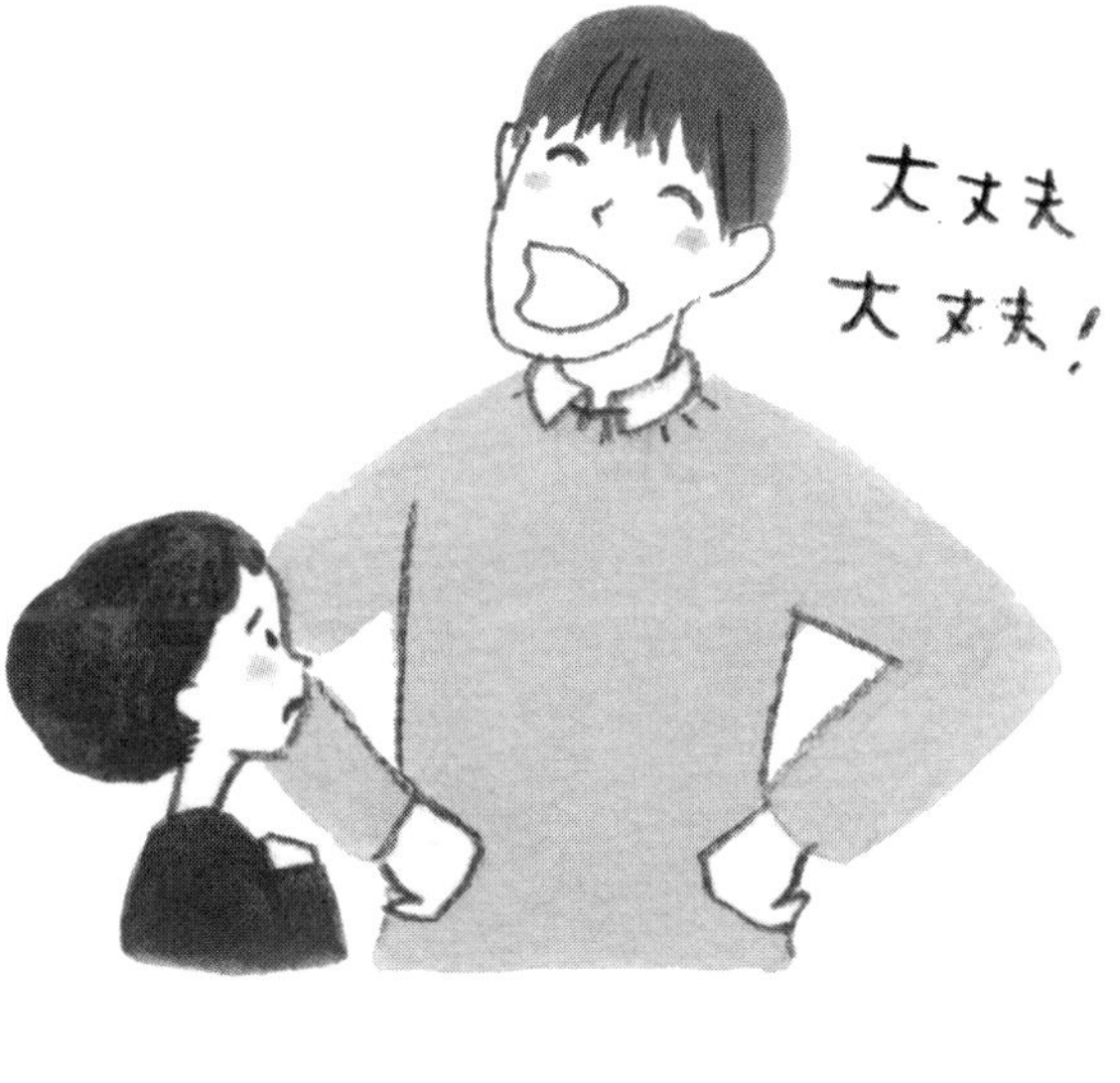

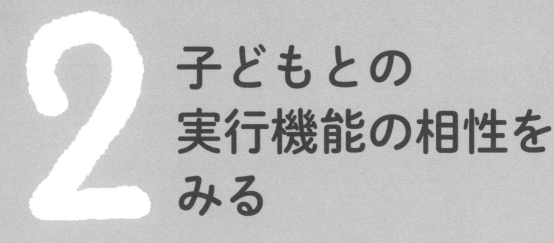

弱点を理解し、気持ちに添った対応を

親は障害特性や支援について学び、がんばっているでしょう。でも「ミスしないように」と焦って、子どもの気持ちに添わない対応をしているかもしれません。

NG対応

過剰な手助けが、子どものやる気を削ぐこともあります。親の実行機能が強い場合はそうなりやすいようです。ときには、子どもが伸びようとする力を妨げてしまうこともあります。

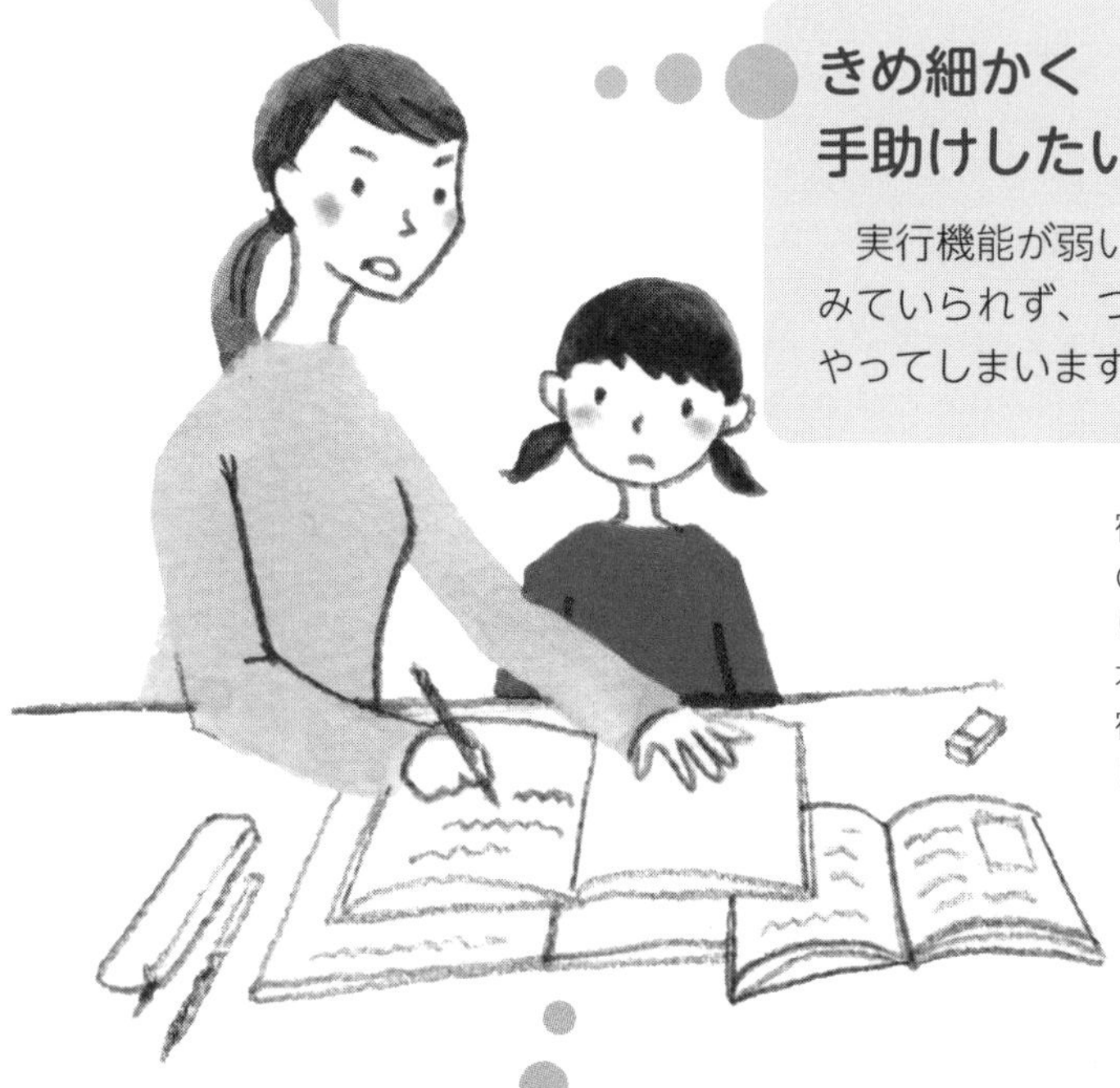

きめ細かく手助けしたい

実行機能が弱い子の行動をみていられず、ついつい親がやってしまいます。

宿題の計画を、子どもの意思を聞かずにつくり、やらせようとする。本人の気持ちを考えず、宿題そのものをやってしまうこともある

やる気がなくなる

自分でやってみたいと思っているのに、その気持ちを無視され、自分が理解されていないと感じ、やる気がなくなります。

本人の気持ちに合わない、親の思いが強く出ている

ＯＫ対応

実行機能を伸ばしていくには、弱点を理解したうえで本人の気持ちを尊重し、手助けをしていきます。ときには見守るだけでも、大きな支えになります。

子どもが立てた夏休みの宿題の計画をチェックしたら、無理がなさそうだった。机に向かったので、見守っている

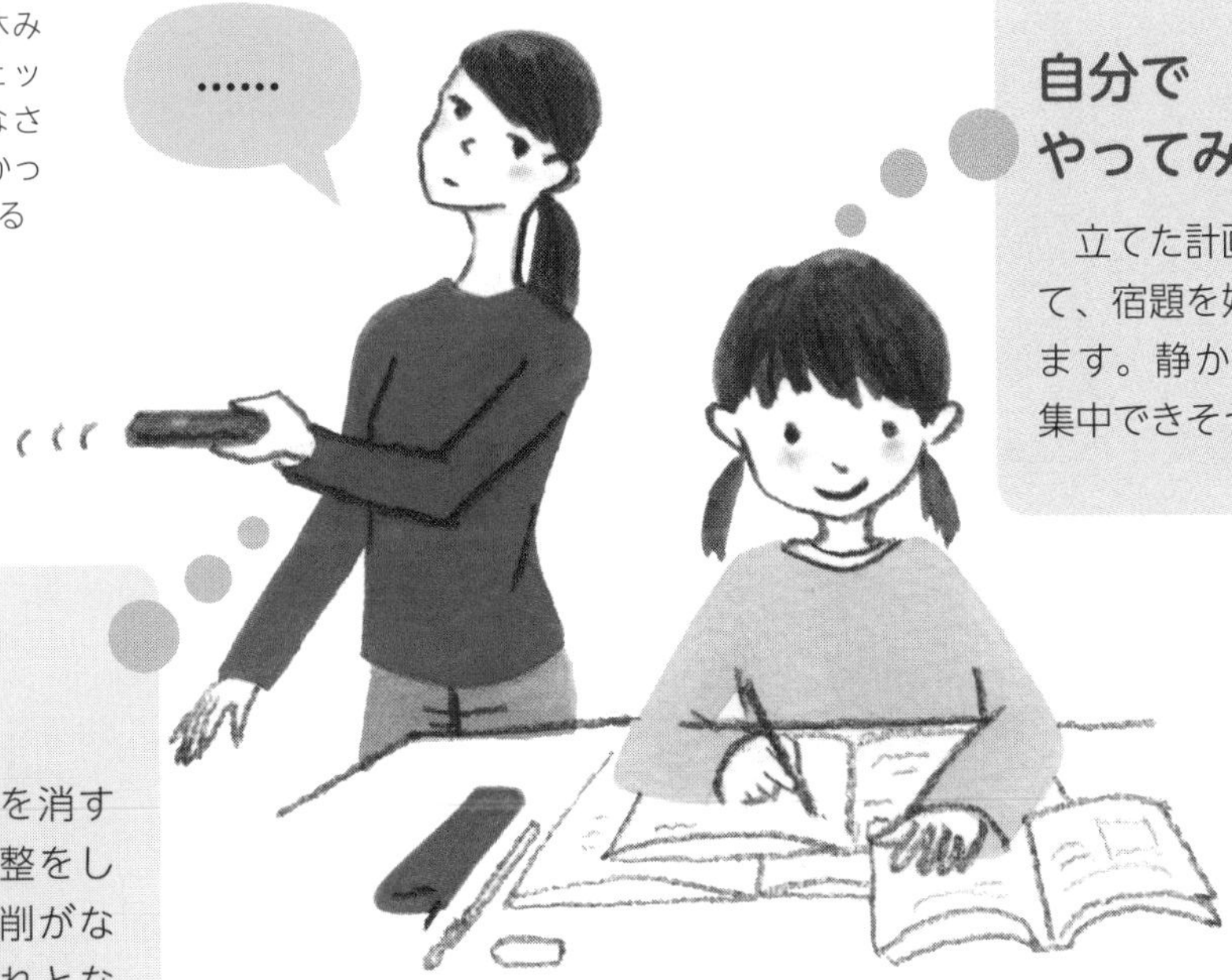

自分でやってみよう

立てた計画に沿って、宿題を始めています。静かなので、集中できそうです。

見守っていよう

テレビの音を消すなど環境の調整をして、やる気を削がないように、それとなく様子をみています。

「子どものため」が逆に負担になっていることも

ＡＤＨＤにもＡＳＤにも、それぞれの特性はありますが、診断名にかかわらず発達障害のある子には、実行機能の弱さがあります。そのことを理解していないと、親がよかれと思ってやることが、子どもの負担になりかねません。

特性や実行機能を理解したうえで、子どもの気持ちを尊重して、的確な対応をしたいものです。

実行機能の弱さを理解するとともに、本人の気持ちを尊重しよう

「子育ての空回り感」の原因を考えてみよう

いずれ自立させなくてはと思い、親はがんばって子どもを育てているでしょう。しかし、うまくいかず、空回りしているようだと感じることも。もしかしたらポイントがズレているのかもしれません。

親のがんばるポイント

「人さまの迷惑にならないように」「子どもを自立させなくては」という強い親心から、がんばってアドバイスをしています。けれど残念ながら、子どもの気持ちや能力が準備できていないことがあります。言葉がけ、タイミングを考えてみましょう。

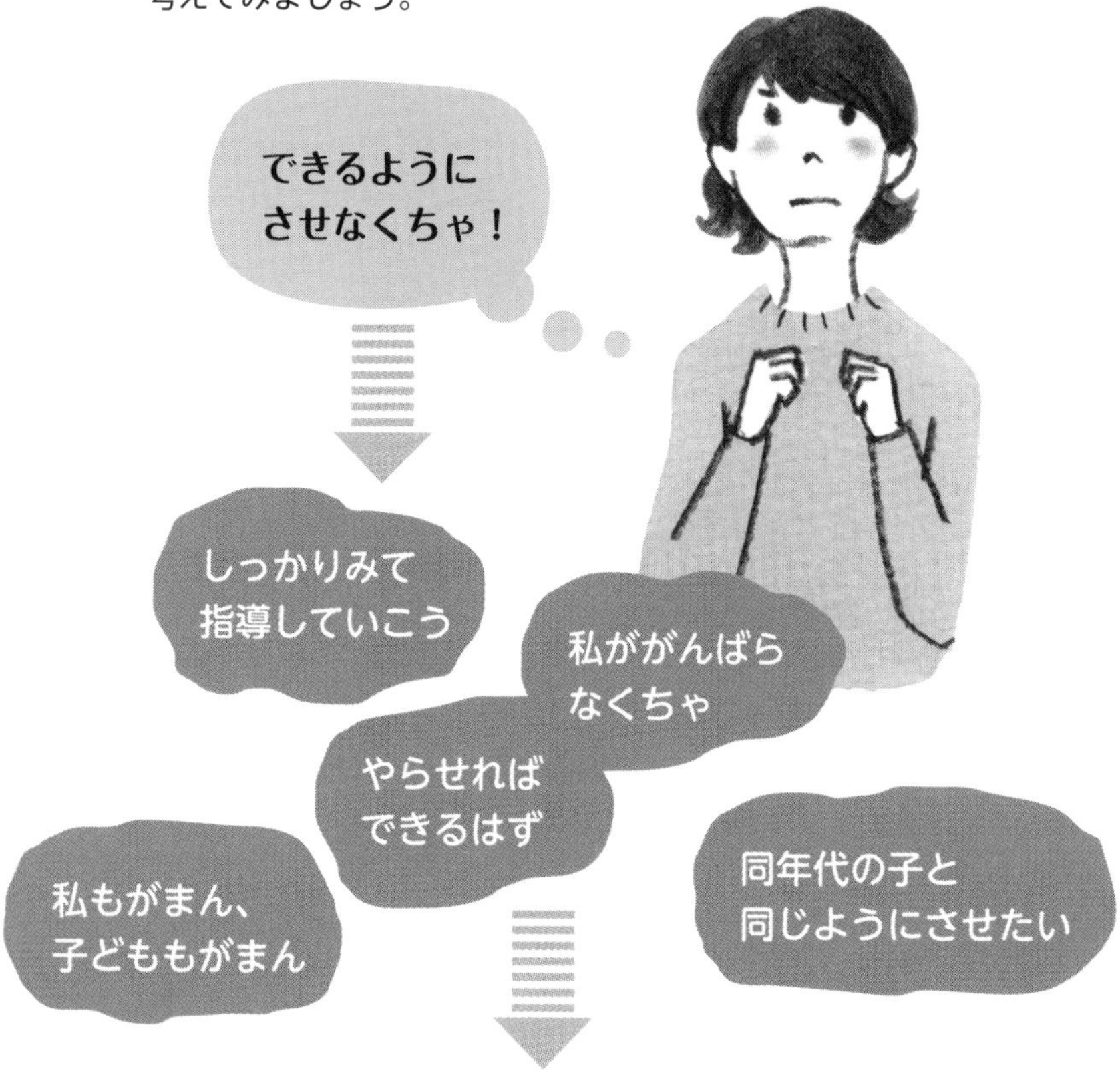
できるように
させなくちゃ！
しっかりみて
指導していこう
私ががんばら
なくちゃ
やらせれば
できるはず
私もがまん、
子どももがまん
同年代の子と
同じようにさせたい

言葉がけ

「早く、早く」「ひとりでしなくちゃダメ」「なぜこんなこともできないの」といった言葉はNG

タイミング

自立させようとする時期が早すぎないか？　親の焦りが子どものやる気を抑えることも

がんばるポイントがちょっと違う?

これまで子どもに的確なアドバイスや手助けをしてきたつもりなのに、なぜかうまくいかなかったという人もいるでしょう。子育てが空回りしているようだと感じる人もいます。

親の思いが伝わらないのは、親のがんばっているポイントがズレているためかもしれません。そしてだれでも、自分のやりたいことが相手や現実とズレていて思いどおりにいかないことは、大きなストレスになります。ストレスは怒りとしてたまり、やがて心に悪影響を及ぼします。

そのギャップは、なかなか親はわからないものです。第三者に意見を聞くのもよい方法ですが、まずは実行機能における親子の相性のチェックをしてみましょう(→P30)。

ギャップがあると

親が言ったりやったりすることで、子どもがふてくされたり、落ち込んだりしていないでしょうか。ストレスを口に出せないままためこむと、心がむしばまれていきます。

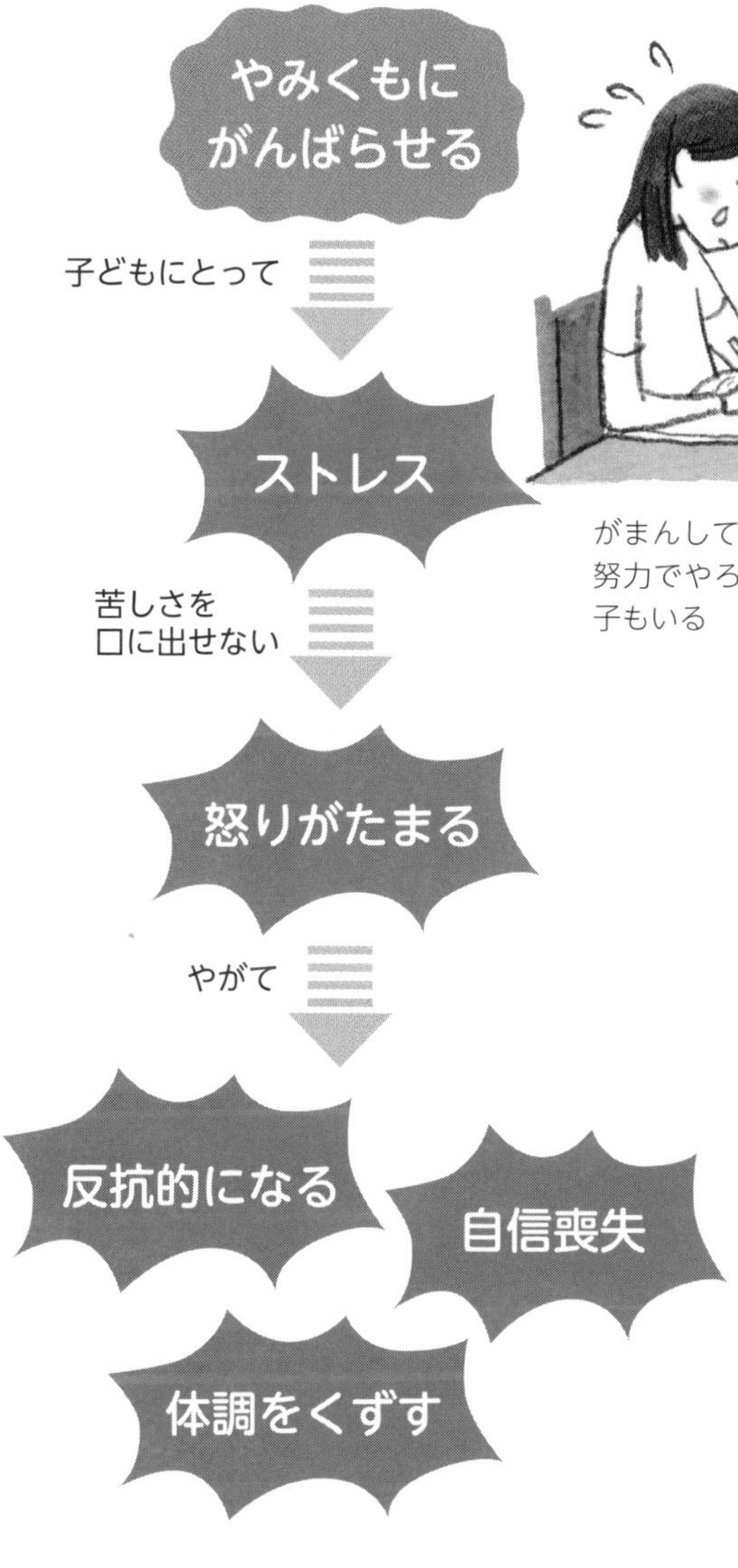
やみくもに
がんばらせる
子どもにとって
ストレス
苦しさを
口に出せない
怒りがたまる
やがて
反抗的になる
自信喪失
体調をくずす

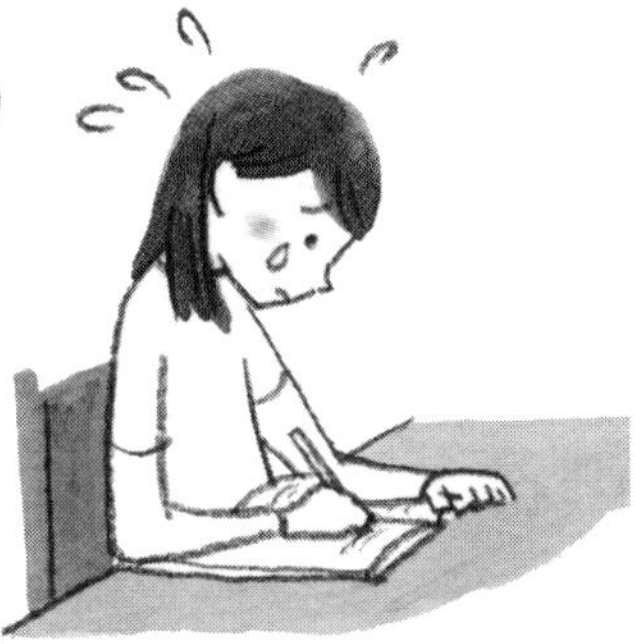

がまんして200%の努力でやろうとする子もいる

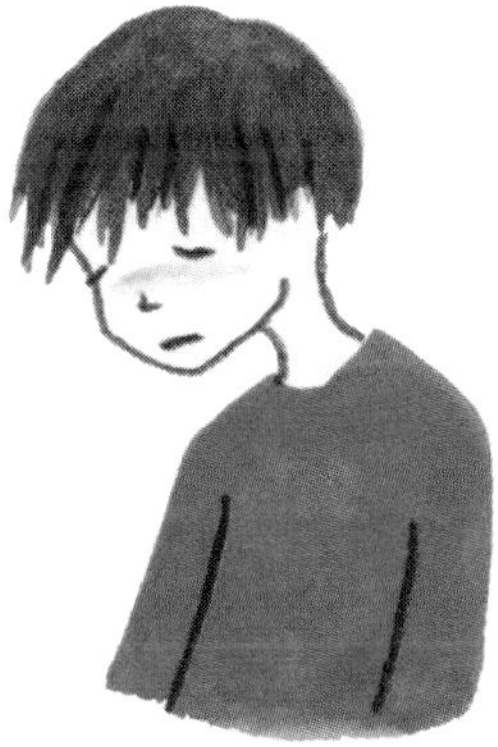

落ち込んで、不登校やひきこもり、うつ病になってしまう子もいる

相性を実行機能からみると、四パターン

親のがんばるポイントのズレが、親子の実行機能の相性に起因していることが多くあります。将来、子どもの自立を支えるために、早めに相性に気づけば、子どもへの対応に活かせるでしょう。

親子の相性の４パターン

実行機能の強弱から、親子の組み合わせは４つのパターンに分けられます。

＼実行機能が／

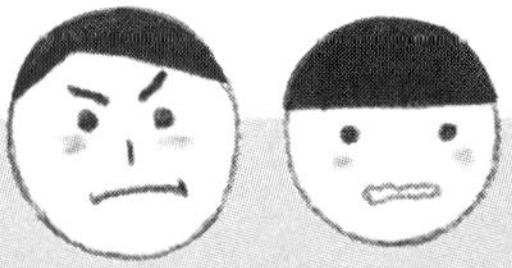

強い親 × 弱い子

なにごともきっちり進められるという､実行機能が強い親にとって、子どもがそのようにできないことは理解しづらいでしょう。そんなはずはない、私の子なのだから教えればできるはずだと、つい厳しく叱ったり、責めたりしがちです。子どもを傷つけてしまうことがあるかもしれません。子ども本人も困ったり落ち込んだりしています。その気持ちを推し量り、共感しましょう。

勉強でも仕事でも、続けられないのは、能力があってもうまくいかないから。実行機能が弱いと結果が出ないのです。子ども本人も「がんばってもできない。工夫しないと」と理解することがポイントです。

▶P32へ

＼実行機能が／

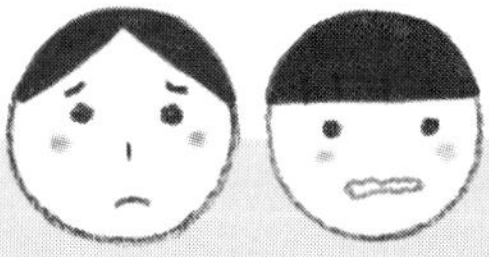

弱い親 × 弱い子

親は、自分も実行機能が弱いので、子どもの弱点や困りごとがよくわかるでしょう。子どもの気持ちに共感できるのは、大きな強みになります。「わかるよ、ママもそうだったから」と、自分の失敗談を話せば、子どもも「ママもそうだったのか」などと安心して、自己嫌悪に陥らずにすむでしょう。

ただ、共感は子どもの気持ちに寄り添えますが、共感だけで子どもの実行機能を伸ばすことは、難しいかもしれません。

失敗したときどうやってカバーしたか、そのあとどんな工夫をしているかを話してあげたり、一緒に考えたりするといいでしょう。

▶P34へ

親と子どもの相性をみてみる

親子の実行機能の相性をみることで「空回り感」の理由がわかるかもしれません。まずかかわりが深い母親と子どもの実行機能をみてみます。父親や祖父母との相性もチェックするといいでしょう。

親子で実行機能が強いか弱いかは、四つのパターンに分けられます。このうち本書では、子どもが実行機能の弱い、右ページの二つのパターンを説明していきます。

実行機能の相性をみることで、子どもの気持ちや能力に添った対応ができるようになります。先生や支援者との相性も同様です。

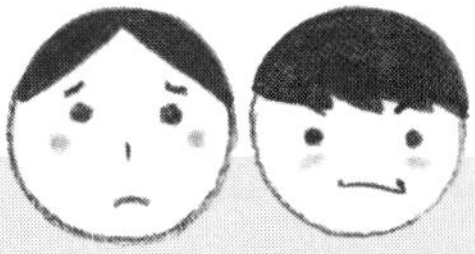

＼実行機能が／

弱い親 × 強い子

親は自分の実行機能の弱さを嘆いているかもしれませんが、じつは、子どもの自尊感情を高めるのに最適な組み合わせです。

親ができないことが､子どもは簡単にできるのです。「○○ができるなんてすごいね、ママより○○がスムーズにできるじゃない」と具体的な行動をほめましょう。

親が苦手なことはどんどん手伝ってもらい、「手伝ってもらって本当にうれしい。すごく助かった。ありがとう」と、感謝を示しましょう。だれかの役に立っている「有用感」は、大きな自信になります。

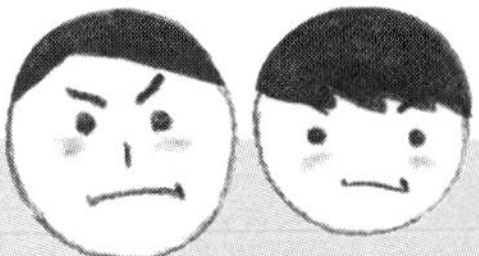

＼実行機能が／

強い親 × 強い子

なにごともきっちり進められる親と子ども。こうした親子にとって、本書で解説することは、自然にできているかもしれません。少しでも弱点があれば、そこを工夫して、さらなる実行機能の強さを身につけるといいでしょう。

がんばっているのにできない人がいると理解して、ぜひ、よいサポーターになってください。

もしかしたら、兄弟姉妹で実行機能に大きな差があるかもしれません。実行機能の弱い人に「なんでこんなことができないの」「ダメだなぁ」といった人格を否定するようなことを言わないように。苦手なことや得意なことは人によって違うし、自分ができないことをできる人もいると、個人差を認め合うことが大切です。

実行機能の強い親×弱い子どもの場合

自分が簡単にできることでも、できない子がいると理解することが大切です。子どもの「やりたいのにできない」気持ちを推し量り、共感しながら、ていねいなサポートを心がけましょう。

「できない」ことを理解しよう

実行機能の強い親の対応をみると、主に３タイプです。子どもがやらない（できない）のが許せず、イライラして怒るタイプ。みていられず、自分が全部やってしまうタイプ。そして、ていねいに教えられる理想的なタイプです。

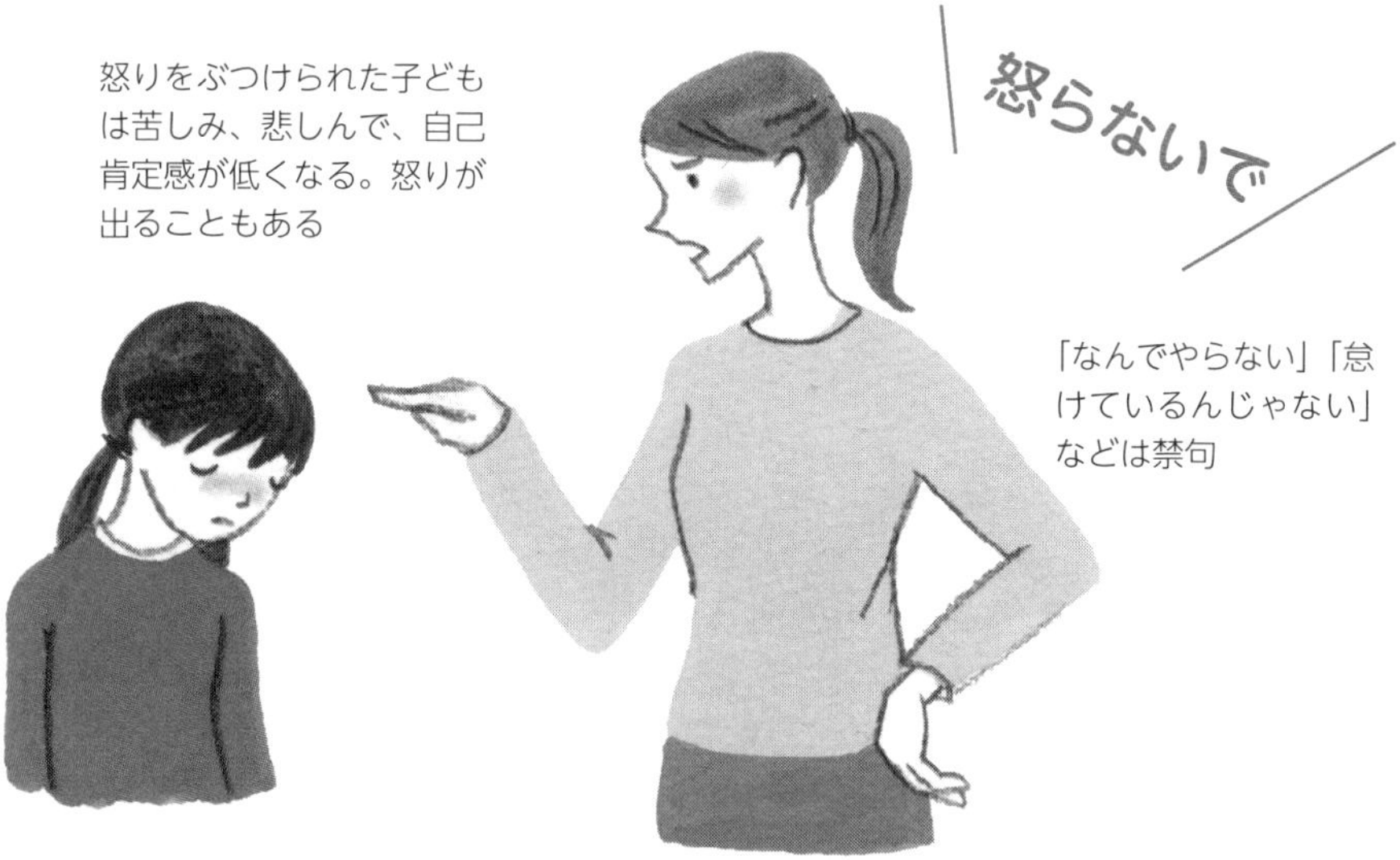
怒らないで
怒りをぶつけられた子どもは苦しみ、悲しんで、自己肯定感が低くなる。怒りが出ることもある
「なんでやらない」「怠けているんじゃない」などは禁句

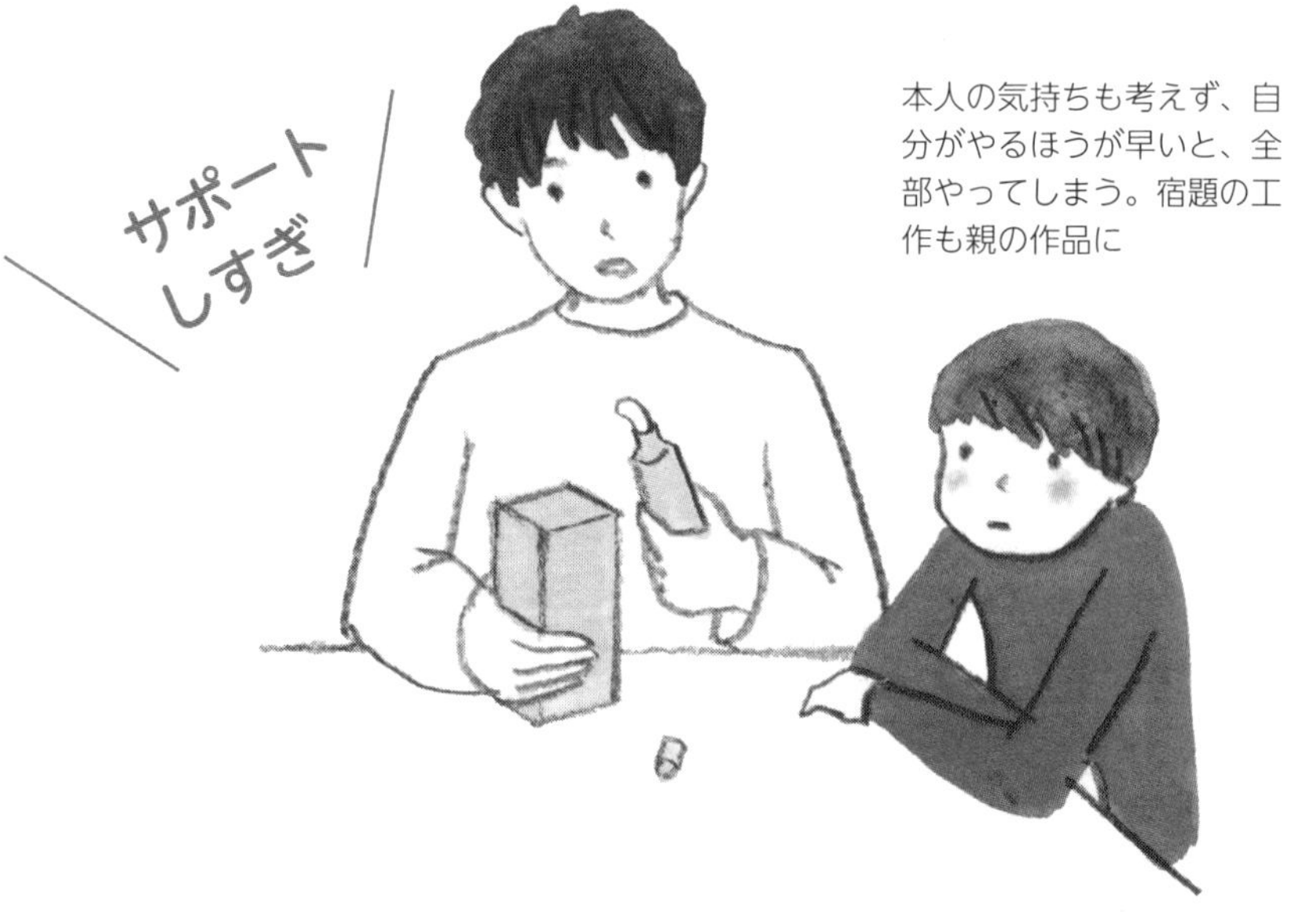
サポートしすぎ
本人の気持ちも考えず、自分がやるほうが早いと、全部やってしまう。宿題の工作も親の作品に

自分が得意なことは人に教えるのが難しい？

なんでも簡単に進められる親にとって、できない子どもは情けなく、許せないかもしれません。それは「わが子ならできる」と期待しているから？　でも、子どもにとっては無理を言われているだけ。苦しんでいることもあります。

実行機能の強い人は、段取りもよく、効率的に行動できるのですから、他者にやり方を教えられるはずです。しかし、すごく厳しくなりがちです。「このくらいはできるだろう」というハードルが高く、なぜできないかがわからないからです。できない人の気持ちに気づかないかもしれません。

まず、子どもの気持ちを想像してみましょう。そして、どこができないのか、どこにつまずいているのかをよくみてみます。できるところもあるはずです。子どもをじっくり観察し、ていねいに教え、できたところはほめましょう。

ていねいに教えよう

開始、継続、完了が難しく「三日坊主」になるかもしれないと考えておきます。親のほうには、忍耐力や想像力が必要です。

できないことを想像

本人がやりやすいように

怠けているわけではない

本人も困っている

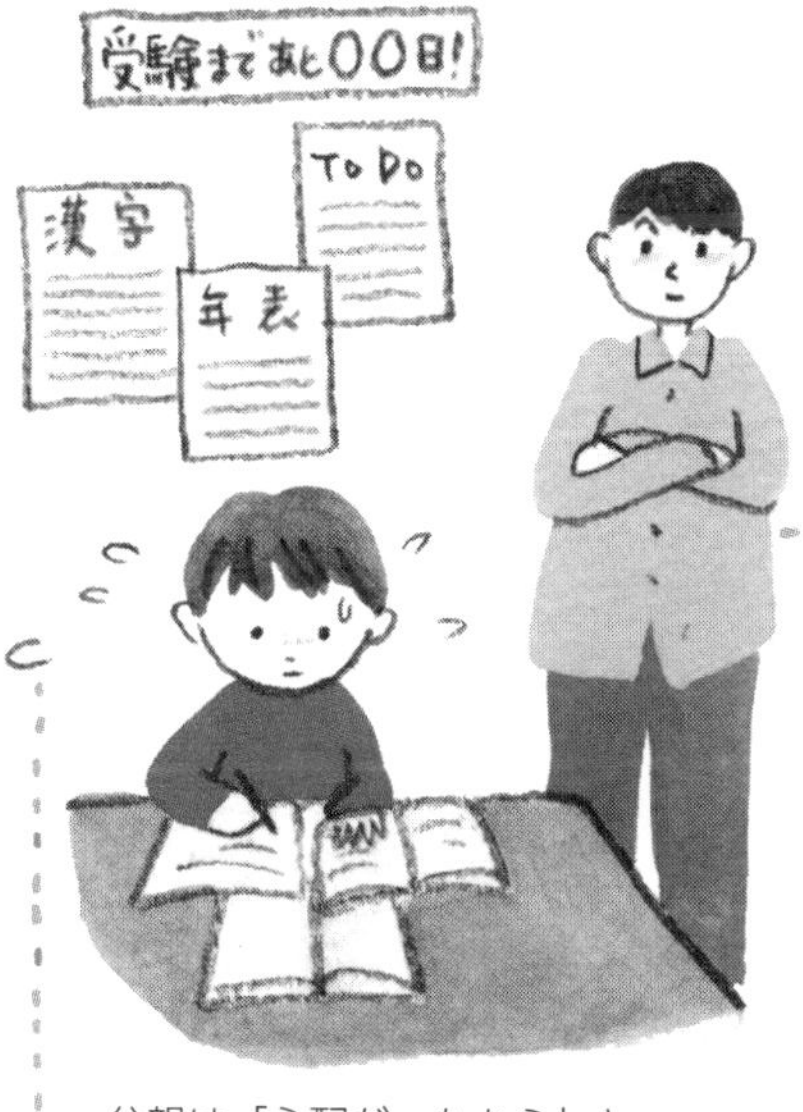

父親は「心配だったから」と言うが、子どもは責められつづけている気がしていた

ケーススタディ

見守りのはずが監視になっていた

中学生のAさんの父親は実行機能が強い人。勉強が苦手なAさんのために、高校受験までのスケジュールをつくりました。「このとおりにやればいい」と言い、Aさんの部屋で勉強しているかどうかみています。父親は「見守り」と言うのですが、Aさんにとっては「監視」。息がつまりそうだと、カウンセラーに相談しました。

父親に実行機能のメカニズムを説明。「怠け」ではないと伝えると、父親は理解してくれました。

実行機能の弱い親×弱い子どもの場合

この相性では、子どもに「共感」できることが強みですが、共感したあと、どのような対応をするかが、主に三タイプになります。まず親への支援が必要なこともあります。

注意したいことはそれぞれ

実行機能の弱い親の対応のしかたにも、主に3タイプあります。自分のような苦労をしてほしくないと言いすぎるタイプと、自分も大丈夫だからと放置するタイプ、そして子どもの気持ちに寄り添って教えられる理想的なタイプです。

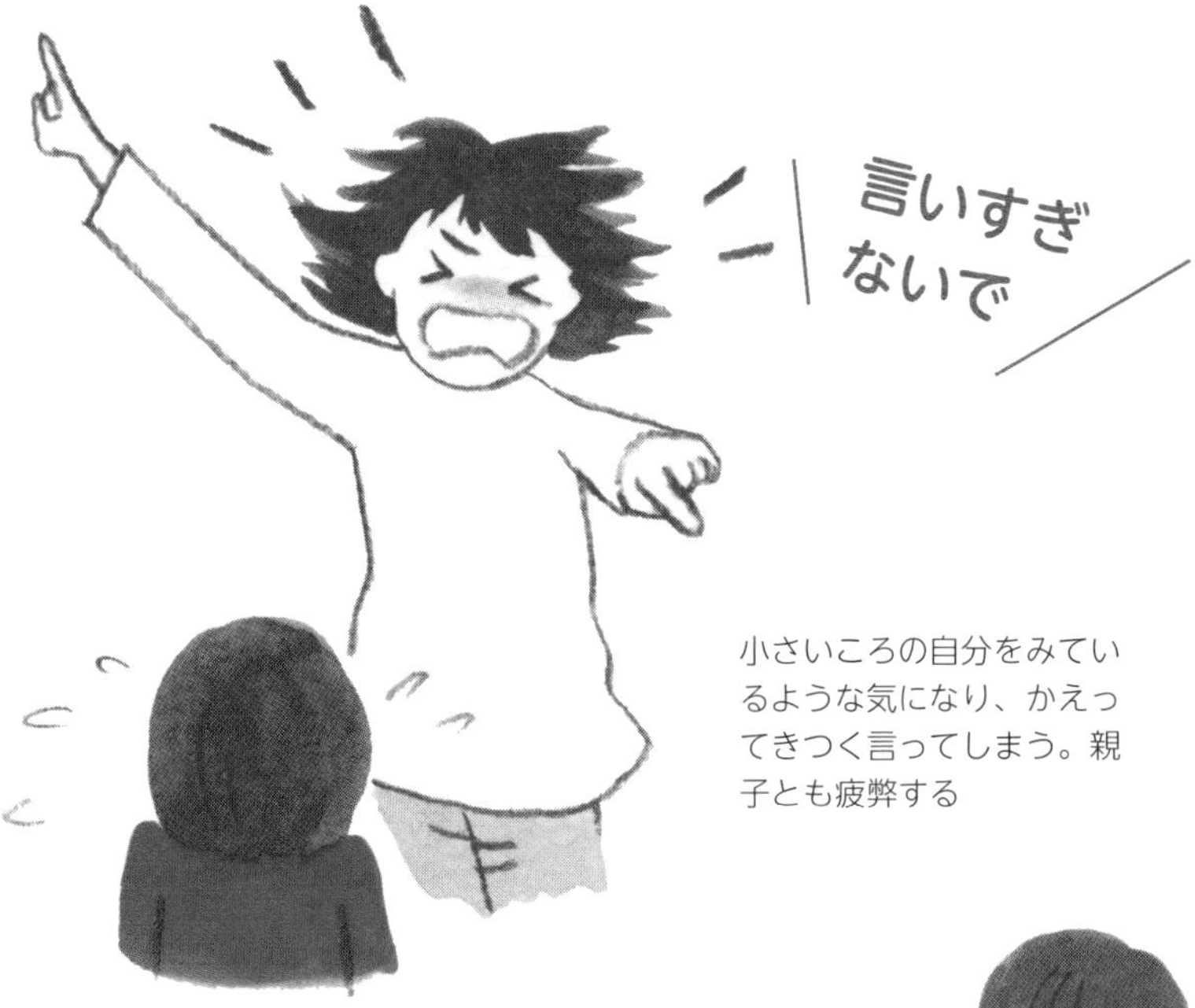
言いすぎないで

小さいころの自分をみているような気になり、かえってきつく言ってしまう。親子とも疲弊する

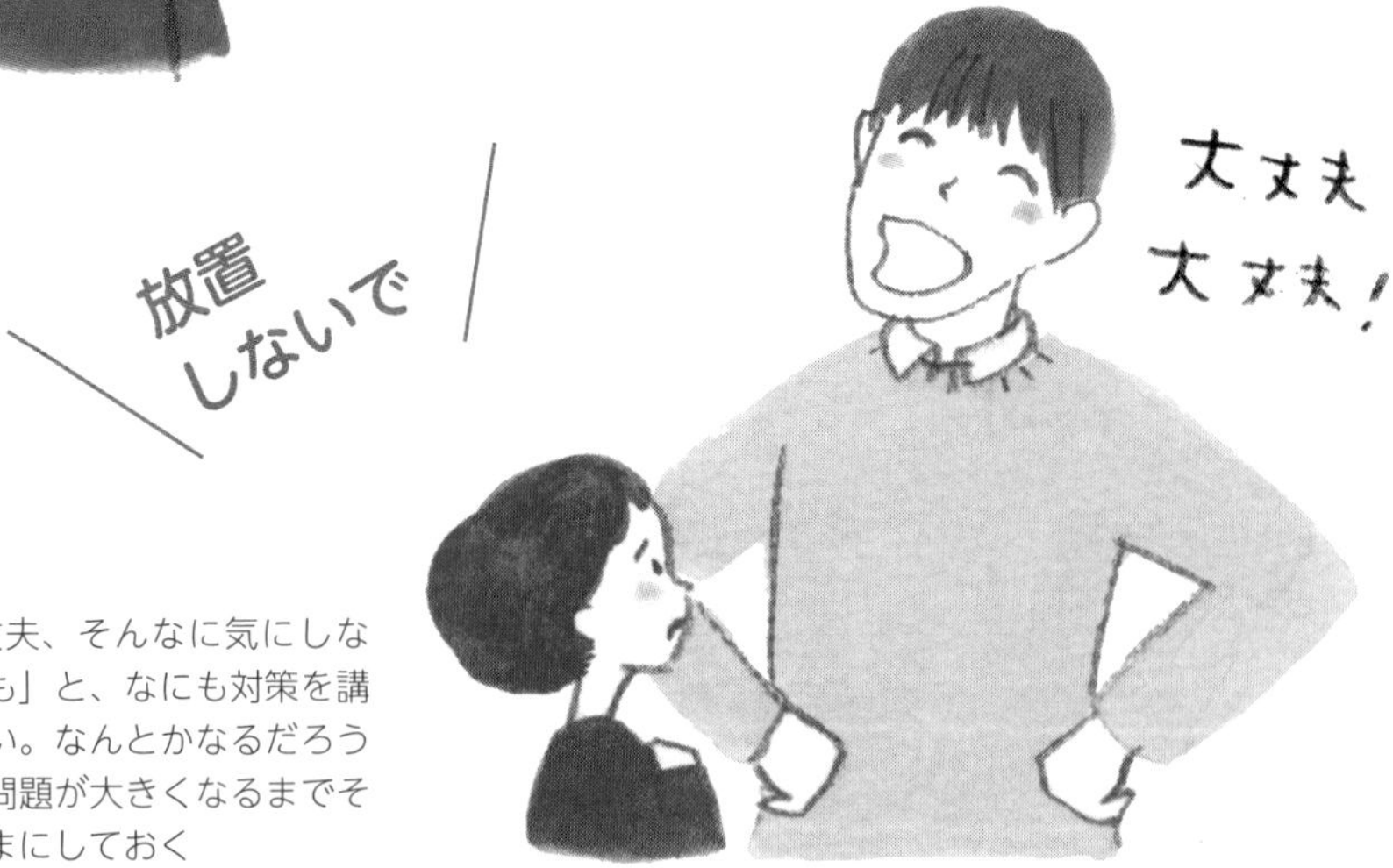
放置しないで
大丈夫
大丈夫!

「大丈夫、そんなに気にしなくても」と、なにも対策を講じない。なんとかなるだろうと、問題が大きくなるまでそのままにしておく

自分が育てられたように子どもを育てる

実行機能の弱い親にも、主に三つのタイプがあります。

まず、自分のようにさせたくないと厳しくしつけるタイプ。自分が小さいころ、忘れ物をしたり片づけられなかったりするたびに先生に怒られ、つらい思いをしてきました。子どもをみていると自分をみているようで耐えがたく、そうさせたくなくて厳しくします。

次に、なんとかなるだろうと放置するタイプです。自分もそうだったけれど大人になってなんとかやれている。薬なんか飲まなくていいと楽観視する親も。しかし、親が育った時代とは違うのです。子どもが小さいうちはなんとかなっても、いずれ自立するとき、壁にぶちあたるかもしれません。

この二つのタイプは、まず親自身の実行機能の弱さをカバーすることを考えましょう。理想的な対応は、子どもの気持ちに寄り添いながら教えることです。これができるのが三つめのタイプです。

弱さを自覚しカバーしよう

実行機能が弱い親は、うまくいく見本を示すことができなかったり、やり方がわからなかったりします。自分自身の実行機能の弱さをカバーする方法を相談するのもいいでしょう。

- 親が支援を受ける
- 第三者に相談する
- 子どもとともに親も実行機能のトレーニング
- 夫婦で役割分担する

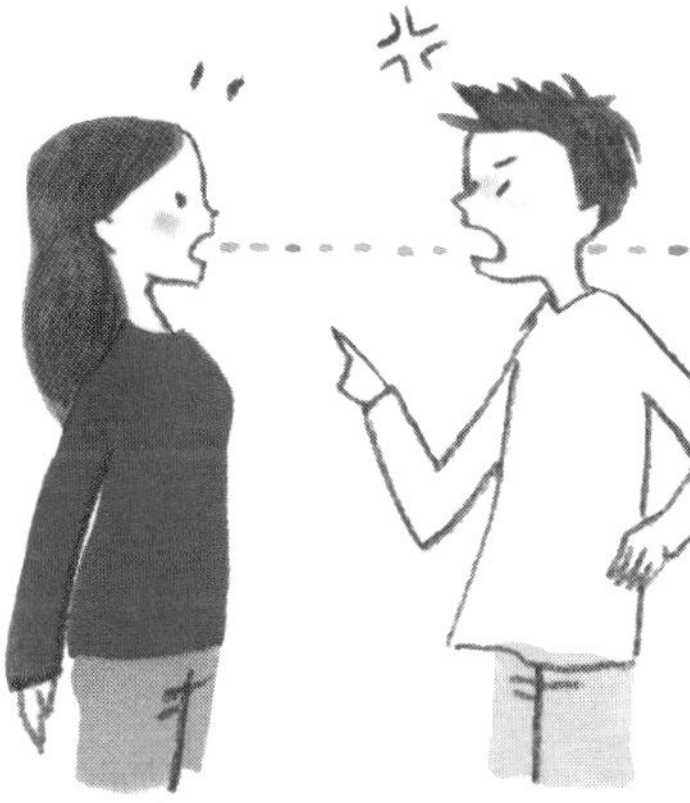

実行機能の弱い母親は、夫に怒られて自信をなくし、自尊心がズタズタになることも

ケーススタディ

「ちゃんとやらせろ」と母親に怒る父親

Bさんの母親も実行機能が弱い人。ところが父親はきっちり進めないと気がすまない人です。

Bさんは実行機能が弱くて、なんでも中途半端になる傾向があります。そのことを母親のせいだと父親が怒るのです。子どものことで、いつも夫婦げんかがエスカレートしてしまいます。

困りはてた母親は、支援者に相談しました。支援者は父親に実行機能を説明したうえで、母親を追い詰めないで、得意な人がBさんをサポートするなど、両親で役割分担するようアドバイスしました。

COLUMN

子どもへの無理強いは教育虐待になっている？

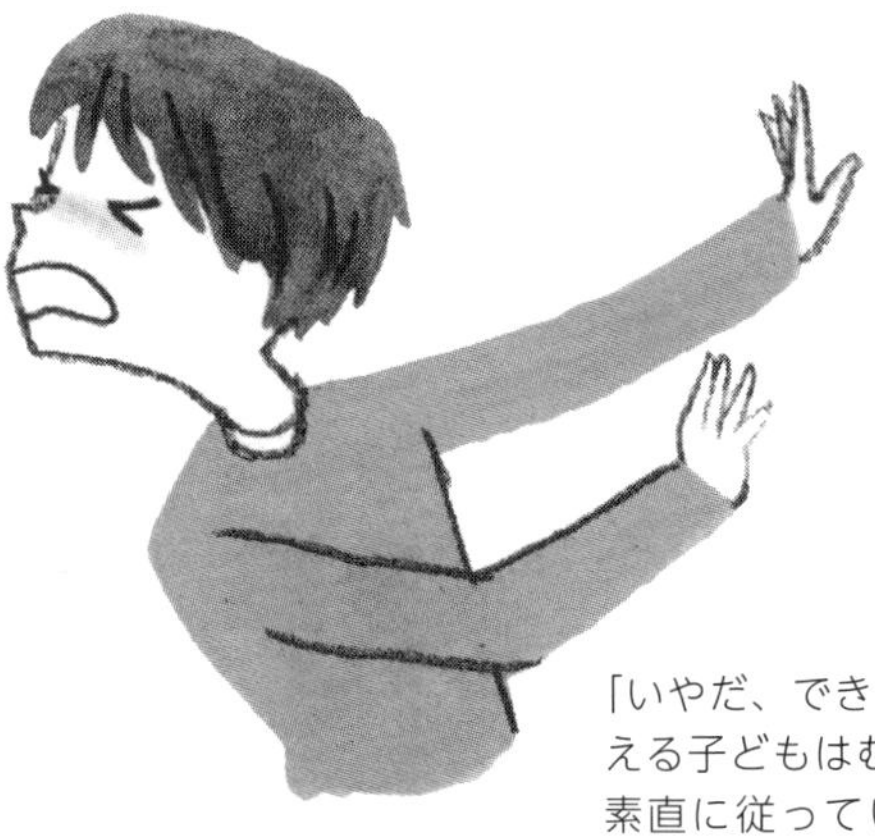

「いやだ、できない」と言える子どもはむしろ安心。素直に従っているうちに徐々に壊れていく子がいる

「愛の鞭《むち》」がただの「鞭」になっている？

実行機能の強い親は弱い子どもの苦しみが理解できず、実行機能の弱い親は自分のようにさせたくなくて、自分同様に弱い子どもを厳しく育てようとしがちです。

「あなたのために」と無理な課題を与えていませんか。「愛の鞭」と信じていても、子どもの実力や気持ちと合っていないことはありませんか。もしかしたら子どもにとってはただの「鞭」。つらいだけになっているかもしれません。

最近、子どもの実力に合わない教育を強要することを虐待の概念に含めようと検討されはじめています。まじめな子どもは親の期待に応えようと過剰適応してがんばりますが、失敗すると挫折して、心の病気になることもあります。

発達障害のある子どもに、特性を理解せず、「普通」をめざして無理にやらせようとするのも、教育虐待のひとつといえるでしょう。

子どもの気持ちを尊重し、今の能力を理解し、今できていることで、まず自尊感情を高めることが大切です。

3 実行機能を伸ばすサポートを

実行機能が弱い子どもにはサポートが必要です。
苦手なところに少しでもサポートがあれば、
ものごとを完了させることができるでしょう。
「自分にもできた」という達成感を得ることは
実行機能を伸ばす原動力になります。
親、先生、支援者のほかに友だちが手伝ってくれるといいですね。

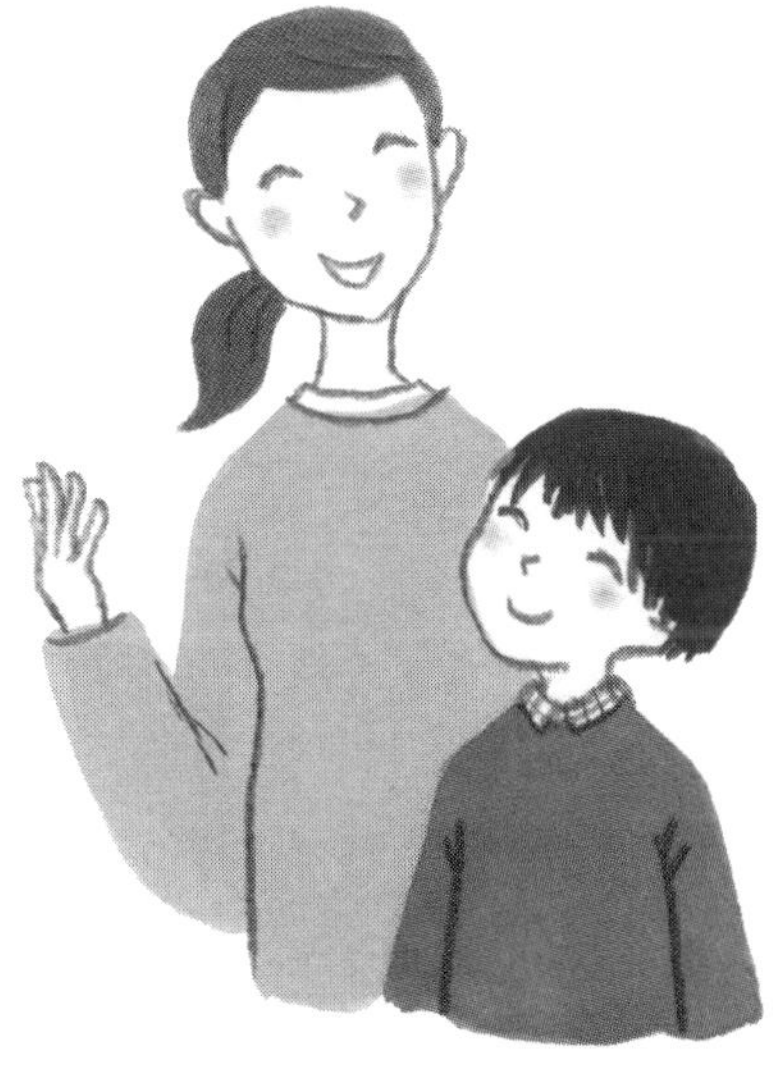

長所をみつけ、苦手なことを手助け

子どもがいずれ自立できるようにと、親はやり方を教えたり、指示したりしがちです。しかし、子どもの実行機能を伸ばすには、苦手なことを手助けし、できるところは伸ばす「サポート」が基本です。

弱点ばかりに注目しがち

発達障害があると、弱点を克服するトレーニングに重点をおきがちです。しかし、できるところを認めて伸ばすのも大切なサポート。２つのバランスをとるようにしましょう。

バランスのよいサポートとは

多くの場合、発達障害のある子どもには、苦手なことのトレーニングに重点をおきがちです。主に実行機能が弱いと、実行機能中心にトレーニングするといった発想になっています。いずれ自立するために、なんでもひとりでできるようにという思いからです。

「なんでもひとりでできるように」という目標を変えてみませんか。まず、子どものいいところを伸ばしましょう。そして苦手なことを少し手助けしてみましょう。少しのサポートがあれば完了できるなら、中間目標達成です。

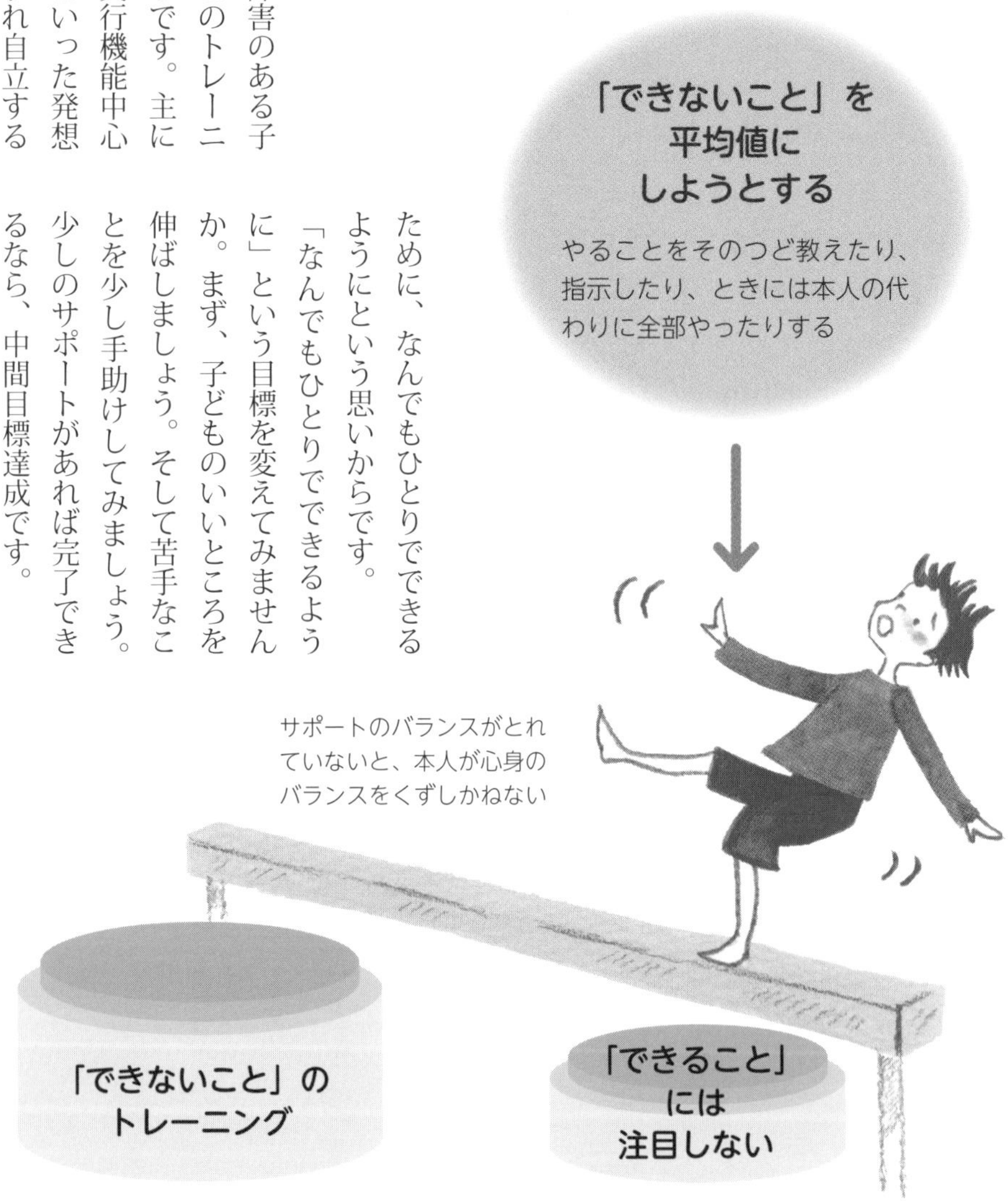
「できないこと」を平均値にしようとする
やることをそのつど教えたり、指示したり、ときには本人の代わりに全部やったりする
サポートのバランスがとれていないと、本人が心身のバランスをくずしかねない
「できないこと」のトレーニング
「できること」には注目しない

長所をみつけよう

　発達障害は「発達の凸凹」といわれることがあります。つまり、できないところとできるところが混在しているということで、得意なことがあるはずです。長所をみつければ、弱点をカバーすることもできるかもしれません。

例えば……

ソーシャルスキルがある

　忘れ物が多いＡＤＨＤの子どもは、ソーシャルスキルが長《た》けていることがあります。例えば消しゴムを忘れても、友だちに「貸してもらえる？」とSOSを求められるので、授業では困らなかったりします。

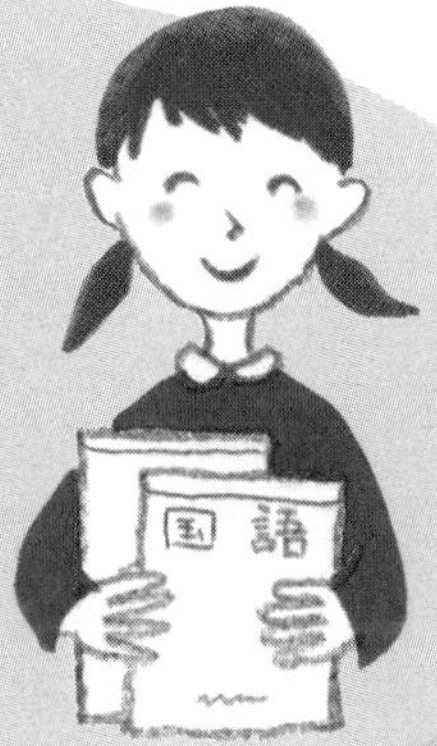

教科書を忘れたときほかのクラスの友だちから借りることができ、感謝もしっかり伝えられる

本人がみつけられればベスト

　自分の長所を子ども本人がみつけられれば、大きな自信になります。大人がそれとなく気づかせるのもよいでしょう。

例えば……

タブレットが上手に使える

　臨機応変が苦手なＡＳＤの子どもは、デジタル機器の操作が得意なことがあります。例えば、塾に行く時間の変更があっても、タブレット上にあるＴＯＤＯリストをみて確認すれば、混乱せずに対応できます。

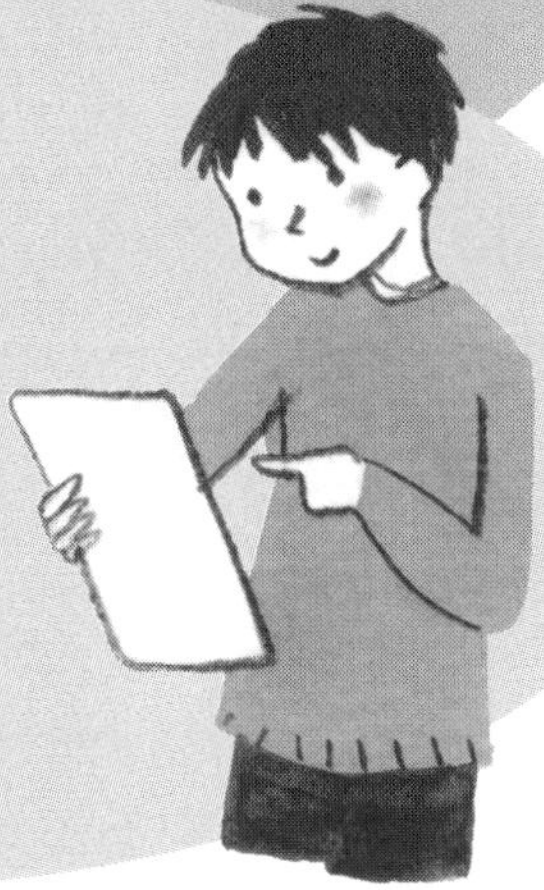

「塾に行くのを１時間遅らせるんだな」とＴＯＤＯリストを書き換える

特性の理解とサポートは表裏一体

より適切なサポートをするには、子どもを理解することが必要です。子どもは個々に違います。発達障害の有無にかかわらず、子どもの特性をよくみることが大切です。

理解が重要

目立つ言動を変えようとするのは、いわば対症療法です。能力を認識し、気持ちを推察して、子ども本人を理解することが、適切なサポートにつながります。

知る

なにがどこまでできるのか、どこからができないのか。できないとき、どんな気持ちになっているのかを知る

↓

理解する

できないのは、例えば実行機能が弱いからだと理解する。これを親、先生など、子どもをとりまく支援者で共有しておきたい

↓

サポートする

サポートしすぎないようにすることが大切。できそうなところはまず本人にやらせるようにして、自発性を伸ばす。それも本人にとってのトレーニングとなる

理解していれば強制はなくなる

能力のアンバランスはだれにでもあり、そのギャップが大きいのが発達障害といえます。発達障害であれば、本人が怠けているなどの問題ではありません。この視点で、子ども本人をよくみます。

そのとき表面に現れる言動だけに注目すると、その表面的言動を変えることに注力しがちです。

大切なのは子どもを伸ばすためのサポートです。できないことを認め、子どもの気持ちやストレスを理解すれば、能力以上の無理な強制はなくなるでしょう。

子どもは本来、自分で伸びようとする力をもっていて、自分で工夫したり、努力したりするものです。こうした自発性を育てることが、自立に結びつくはずです。

親への支援

発達障害のある子どもの保護者へのサポート。とくに、子どもをみているキーパーソンの親が実行機能の弱いタイプなら、その人へのサポートが必要

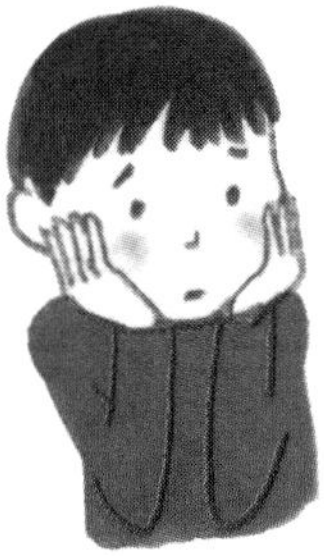

実行機能の弱さから、うまくいかないことが続くと、自己肯定感が低くなりやすい

サポートの方法

実行機能を伸ばすサポートとして、６つの方法を挙げてみます（これは発達神経心理学者の坂爪一幸氏の理論をもとにしていますが、同氏は「保護者へのサポート」（P40下）を含めて、７つの手法としています）。

心の安定

子どもはストレスに弱く、不安、反抗心、無力感などを生じやすい。子どもの話をよく聞く、一緒に遊ぶなどして、気持ちに寄り添い、心を安定させる

実行機能を使うトレーニング

実行機能は使うこと（トレーニング）で改善する。本来、子どもはできないことをがんばろうとするもの。その気持ちを妨げないことが大切

行動を変える

望ましい行動はほめ、望ましくない行動は止めるなど、行動を変える直接的なサポート。ただ、これだけでは不十分で、ほかのサポート方法と組み合わせるようにする

別の能力で補う

弱点を、ほかの能力で補う方法。例えば、聞き取りが苦手（言語性ワーキングメモリが弱い）なら、メモ（視空間性ワーキングメモリ）を使って覚えるなど

環境を変える

照明や騒音などの環境だけでなく、声かけや指示などの働きかけや、学習教材などの情報環境も含む。スケジュールの図示は、その一例

道具を使って補う

弱点を、なにかの道具を使って補う方法。例えば、パソコン、スマホ、タイマーなど。ただし、道具の使い方は覚えなくてはならない

どのくらいサポートするかをみきわめる

「なにをサポートするか」は「子どもの苦手なところを」ですが、「どのくらいサポートするか」を一概に言うのは難しいです。手助けが必要なレベルを三つに分けて考えてみましょう。

サポートのレベルを発達の三領域でみる

一般的な発達からみて、どのくらいのサポートが必要かを三つの領域に分けた研究があります。

子どもは少し手助けすればできるようになる領域があり、適度なサポートがあれば、成長を促すことができるというものです。

手助けは少しでいい

ロシアの心理学者のヴィゴツキーは「発達の最近接領域」という研究で、発達レベルを３つの領域に分けています。子どもには、「他者の協力があればできる領域」＝「発達の最近接領域」があり、サポートのしすぎは発達を妨げることがあります。

＼一般的には／

子どもには少しのサポートが必要な「発達の最近接領域」がある。成長につれてひとりでできる領域が広くなっていく

＼実行機能が弱いケースでは／

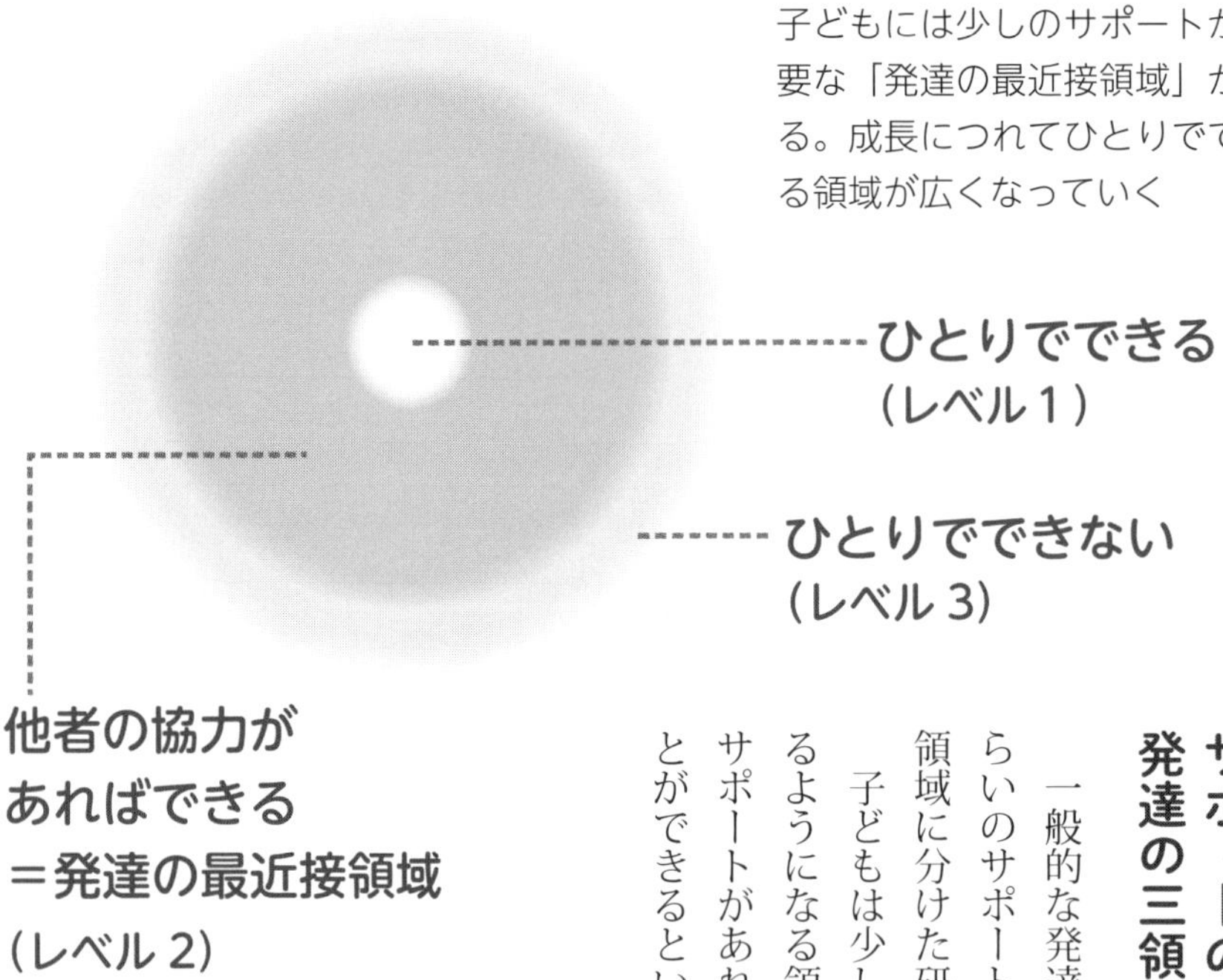

一般より「発達の最近接領域」が広く、少しだけサポートを必要とすることが多い。サポートのタイミング、質、量によって、レベル１と２は広くなっていく

3段階のレベル

やることすべてにサポートが必要ないこともあります。子どもがやろうとすることが、ひとりでできることかどうかを、P42の領域の考え方で、個々にみてみましょう。サポートのレベルや注意点がわかります。

レベル1	ひとりでできること	がんばればできることです。できなくても、本人に「適度なストレス」がかかる程度で、成長の糧になります。	**注意** サポートしすぎると、やらなくていいと思ってしまうことがあります。主体性や自主性といった成長を妨げていないか考えてみます。とくに興味や関心がどこにあるかに注目を。ひとりでできたときには、肯定的な言葉をかけましょう。さらに達成感が得られ、自己肯定感が高まります。
レベル2	他者のサポートが少しあればできること	周りのちょっとしたサポートがあれば完了させることができるレベルです。まったくできないわけではないのです。ただ、サポートがないと、「できない」レベルです。	**注意** 少しのサポートでできるようになったら、サポートの量を徐々に減らしていきましょう。ただ、すぐにひとりでできないこともあります。とくに環境が変わる4月の新学期などは、ゆっくりやるといいでしょう。
レベル3	ひとりでできないこと	フルサポートが必要な領域です。本人の自己肯定感が下がらないよう、気持ちのフォローも。サポートがなく困難な状況が長期間続くのは有害なストレスになります。	**注意** レベル2なのに、レベル3の状況になってしまうこともあります。それには、①SOSを求めても助けてくれる人がいない、②本人が自分でできると思って助けを求めない、③やらなければいけないと思い込み、方法を考えずやみくもに続ける、といった理由が考えられます。

「実力プラス1」の課題を完了させる

だれでも、がんばってできたときには「やった！」とうれしくなります。この達成感は、実行機能を伸ばす力になります。少しがんばれば達成感が得られるような課題を用意しましょう。

少しサポート

実現できそうな計画を立て、それに沿って進めていくように、少しサポートします。例えば、夏休みの宿題がいつも終わらないというとき、一緒に計画づくりをします。

1 計画を立てる

夏休みの初めに、宿題の量と日数をみて、計画を立てる。登校日、遊びに行く日など、宿題ができない日も考えておく

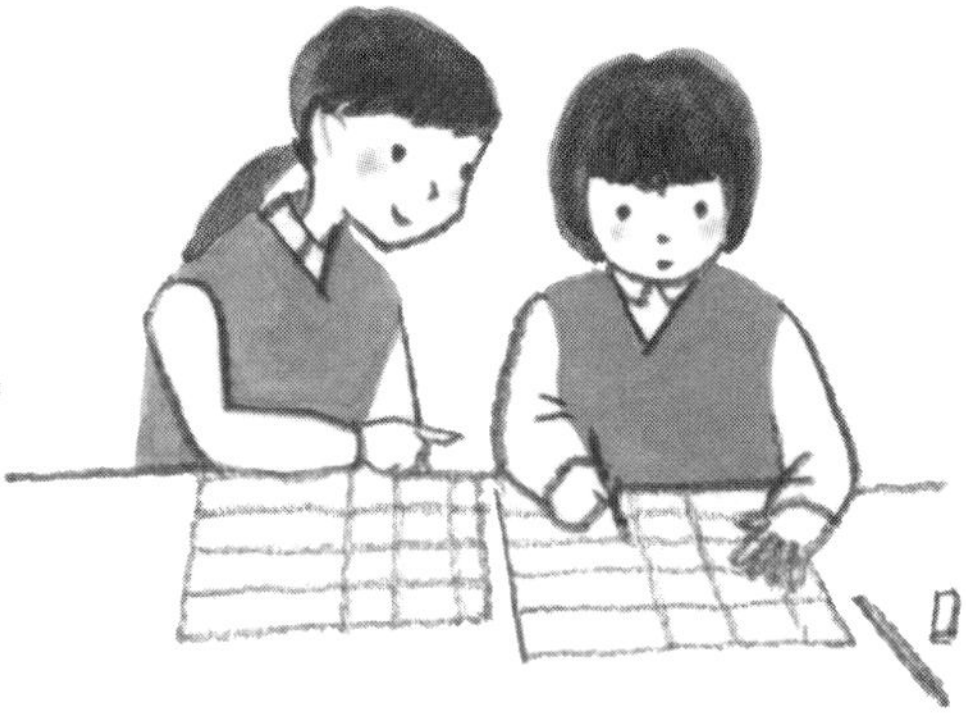

学校で友だちと一緒に予定を考えるのもいい

2 計画表を書く

宿題それぞれの締め切り日を書く。余裕をもたせることが大事。書いたら目に付くところに貼っておこう

3 途中チェック

計画どおりに進んでいない場合は、登校日に先生からアドバイスをもらう

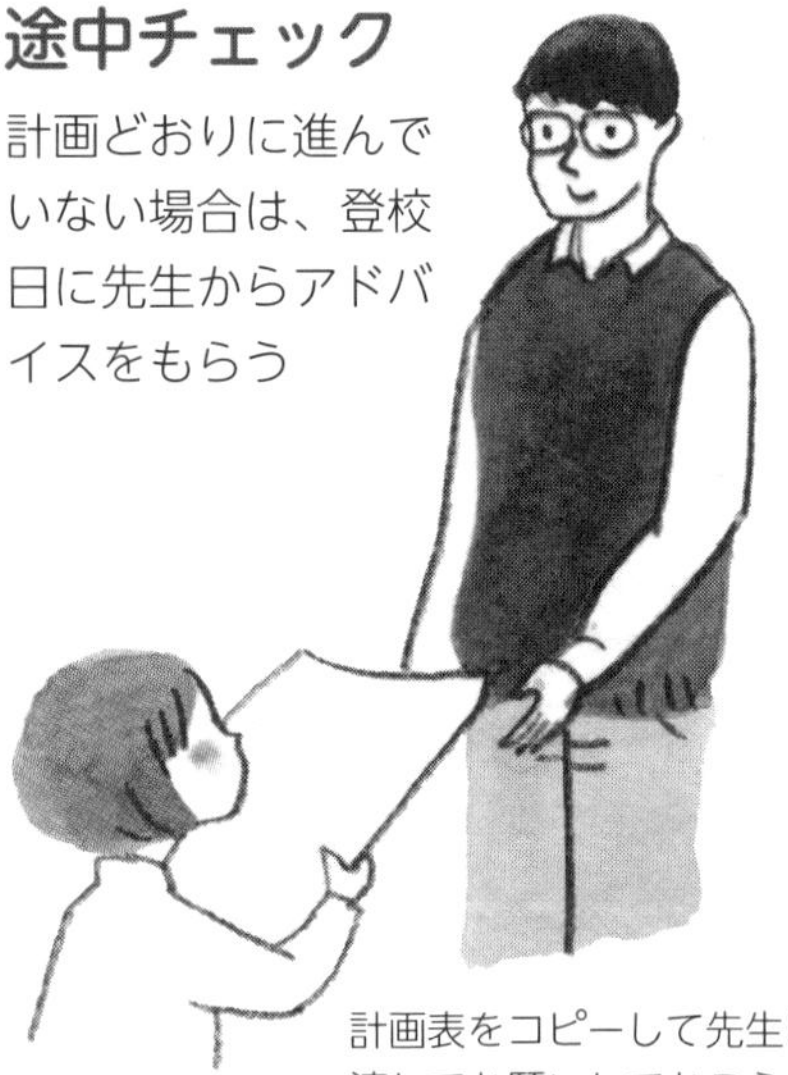

計画表をコピーして先生に渡してお願いしておこう

宿題終わらせるぞ計画

7月31日	自由研究
8月7日	算数のドリル
8月17日	読書感想文
8月20日	登校日
8月25日	漢字ドリル

日記は毎日、朝9時に書く

少しがんばればできるように

「ひとりでできること」のうち、簡単にできることだけやっているのでは、成長のチャンスをのがすことになります。子どもの実力をよくみて、ほんの少し難しい課題を用意するといいでしょう。「課題がちょっと難しすぎるかな」というときには、ひとりでできるように少しサポートします。

子どもは少しがんばる

「〇年生だから〇〇ができなくては」というのではなく、子どものレベルをよくみて実力プラス１の課題を与えます。完了させて、達成感を味わえるようにしましょう。難しすぎるなら、少しサポートします。

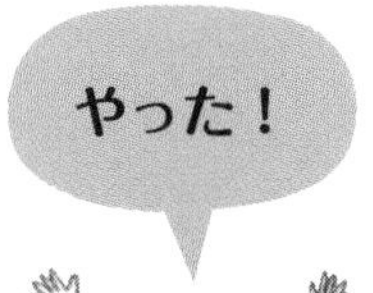
やった！

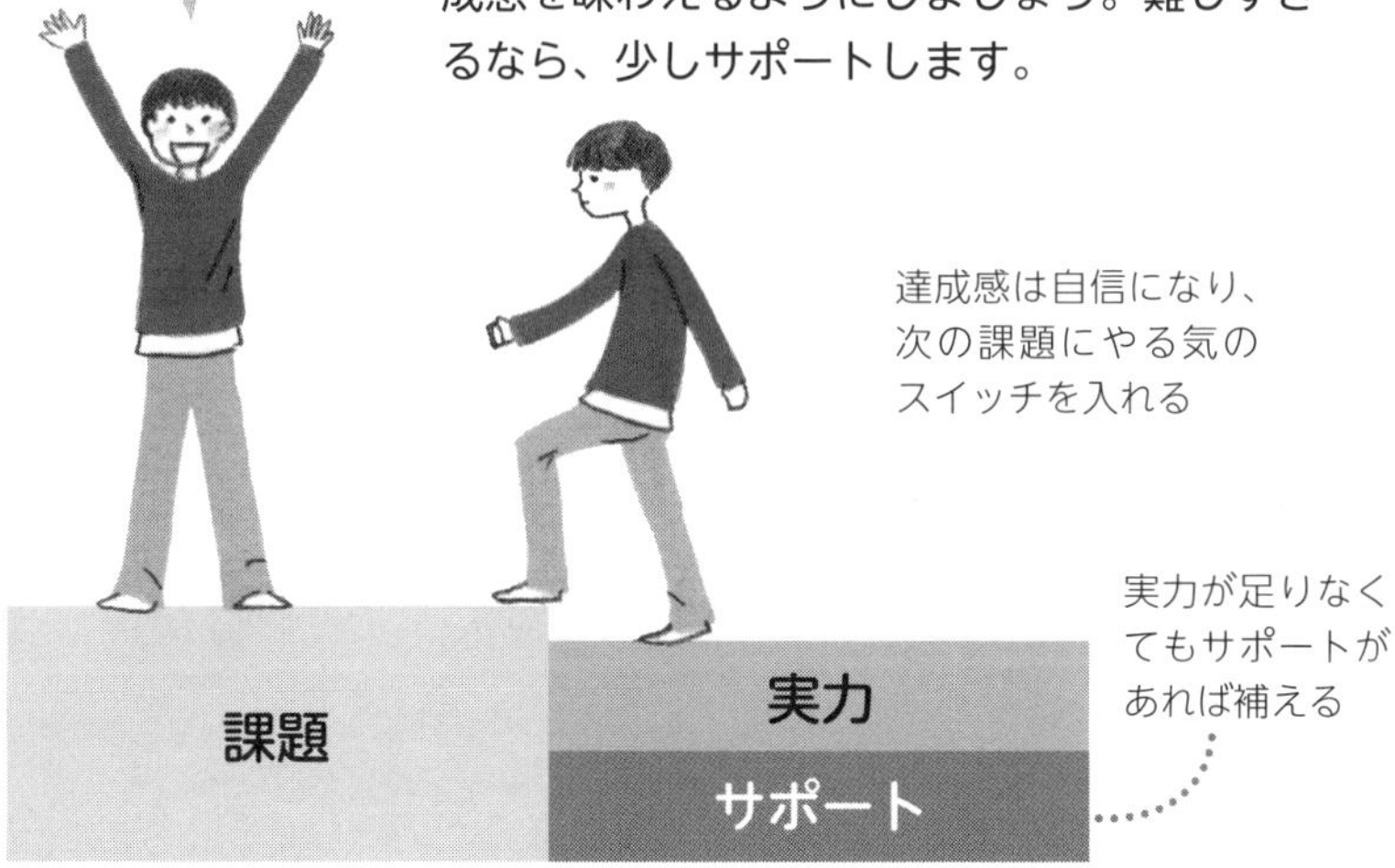
達成感は自信になり、次の課題にやる気のスイッチを入れる
課題
実力
サポート
実力が足りなくてもサポートがあれば補える

Q 通常学級に入るほうがいいですか？

通常学級かどうかにこだわらず、いい先生がいるクラスに入るほうがいいでしょう。

特別支援学級には、発達障害などをよく勉強した先生がいる可能性があります。

一方、インクルーシブ教育（多様性のある子どもがともに学ぶしくみ）を学んだ先生が通常学級を担任していることもあります。そういう場合は、通常学級でも適切な合理的配慮（→P64）を受けられるでしょう。

子どもの能力を第一に考えたいものです。少人数のほうが能力を発揮できる子もいます。特別支援学級に入ったあと、通常学級に戻り、その後、進学校に進んだ子もいます。

無理をしないで

「薬を飲ませてでも通常学級に」と考える人もいるようです。けれど、無理をして子どもがクラスになじめずにつらい思いをし、学校嫌いになると本末転倒です。

また、親が実行機能の弱いわが子をサポートするのが難しいと感じたら、より手厚い支援が必要なので、先生に相談しましょう。

達成感は自己肯定感を高めていく

自己肯定感は、ものごとを完了させたときの「やった！」という達成感を得ることで、高まっていきます。最後までひとりでできない子どもは、達成感を得る機会が少なく、自己肯定感が低い傾向があります。

自己肯定感を下げる対応

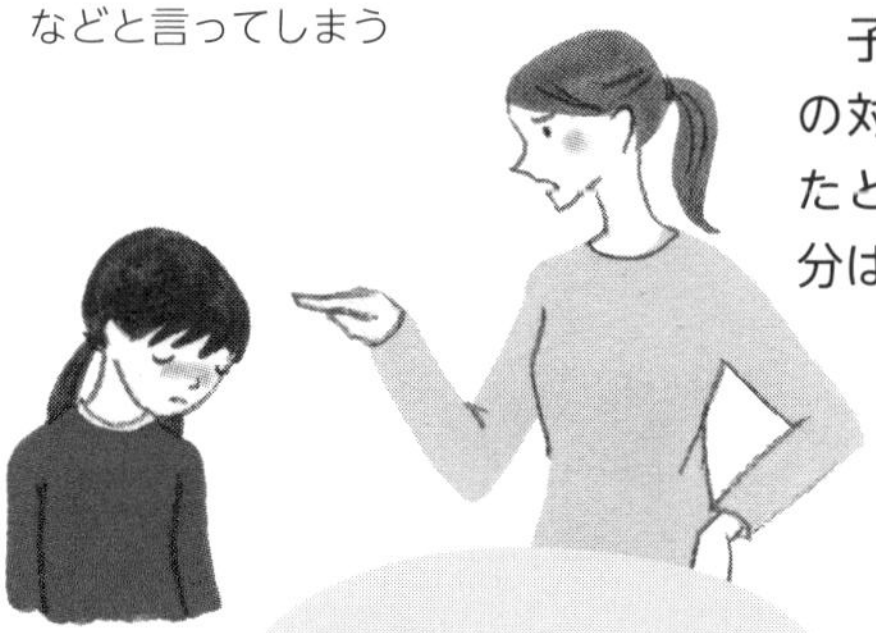

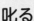

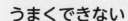

つい「なんでできないの！」などと言ってしまう

子どもの自己肯定感を下げるのは、大人の対応に影響されます。なにより、失敗したときに叱ったり責めたりすることが「自分はダメだ」と思わせる大きな原因です。

うまくできない
サポートしてもらっても失敗することはある

叱る
実行機能が強い親も弱い親も、子どもを叱責しがちなのは同じ

自信をなくす
「いつもうまくいかない」と自信をなくし、「きっと次もできないだろう」と自分を信じられなくなる。自己肯定感が下がる

自己否定
「ダメな子だ」と自己の価値を感じられなくなる。人とのコミュニケーションを避け、不登校やひきこもりにつながることもある

自分自身に満足している

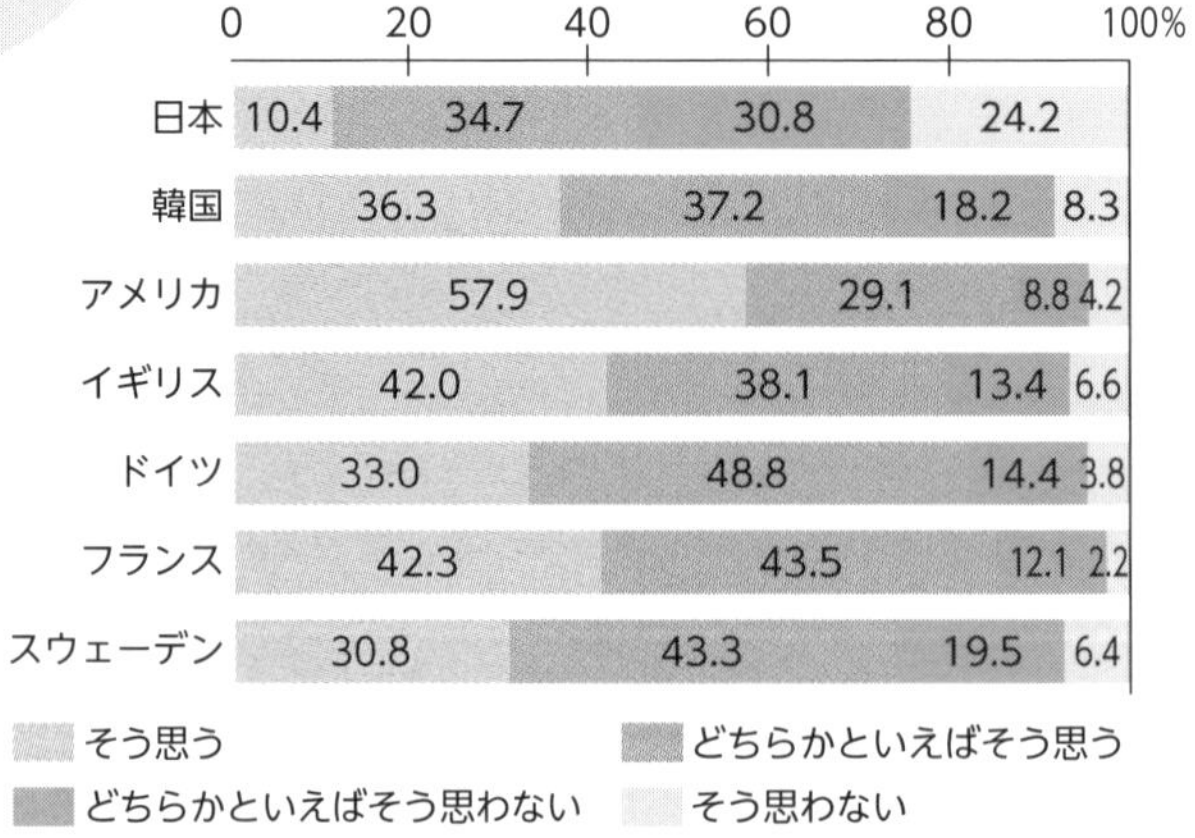

0
20
40
60
80
100%
日本 10.4 34.7 30.8 24.2
韓国 36.3 37.2 18.2 8.3
アメリカ 57.9 29.1 8.8 4.2
イギリス 42.0 38.1 13.4 6.6
ドイツ 33.0 48.8 14.4 3.8
フランス 42.3 43.5 12.1 2.2
スウェーデン 30.8 43.3 19.5 6.4
そう思う
どちらかといえばそう思う
どちらかといえばそう思わない
そう思わない

内閣府「我が国と諸外国の若者の意識に関する調査」2018年度。13～29歳の男女

発達障害のある子だけでなく、日本の若者は諸外国の若者より自己肯定感が低い。これには、「自己有用感（自分は何かの役に立っているという感覚）」が関連しているという見方もある

自己肯定感を高める対応

サポートの基本は、子どもの自己肯定感を高める対応です。うまくできたらほめ、失敗したときには叱責でなく見直しを。次回どうすればよいかを一緒に考えます。

失敗しても
↓
「どうやったらできるかな」と一緒に見直し
↓
大人は「○○すればできるかも」と提案し、一緒に考える
↓
もう一度やってみる

完了したら
↓
大人はほめる
↓
子どもは「できた！」と思う
↓
達成感を得られる

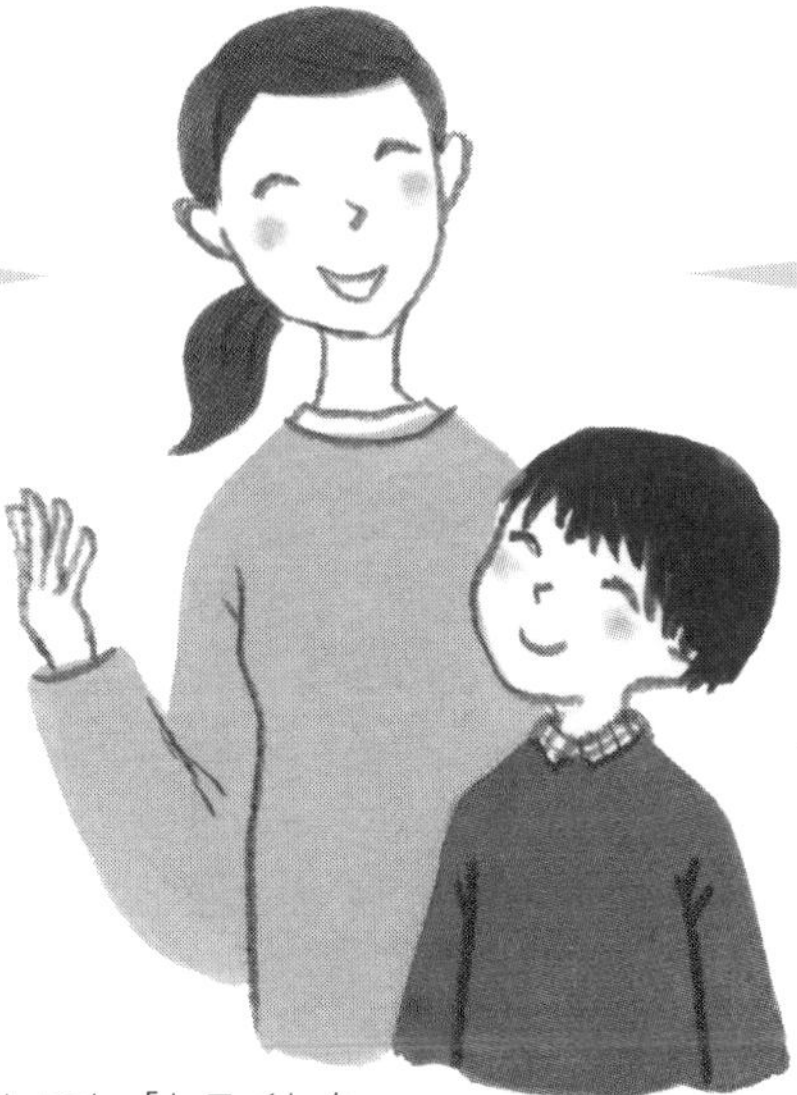

失敗しても「トライしたことはよかった」と、努力をほめることも大事

子どもをほめる機会を増やす

実行機能が弱い子は、ほめられる機会が少ないのが現状です。少しサポートして、ほめる機会を増やすようにするといいでしょう。

失敗させないようにとサポートしすぎに注意を。「ひとりではなにもできないんだ」と、自己肯定感を下げてしまうことがあります。

「ほめるのが苦手」という大人も多い

日本人は文化的に、ほめて育てるという行動に慣れていないようです。欧米式に「ほめろ、ほめろ」と言われると、それがストレスという保護者も多いのです。

あえてほめなくても、傾聴やねぎらいの言葉かけでいいのです。安心感を得られ、自分を肯定されたと感じられて、自己肯定感は高まるでしょう（→P49）。

しっかりした自己肯定感を育んでいく

周囲の理解がないと、発達障害がある子どもは自己肯定感が低くなりがちです。一方、自己肯定感が高すぎる子どももいます。自分を客観的にみる力が弱いのです。この力が「メタ認知」です（→P19）。

適切に自分をとらえるとは

自分の言動を客観的にとらえる「メタ認知」が弱いため、長所も弱点も含めて自己認識が的確でないことがあります。その場合は、チェックテスト（→P6）が正確につけられません。

実際より自己肯定感が 低すぎる

失敗つづきで自分はダメだと否定している。発達障害のある子どもに多い傾向

実際より自己肯定感が 高すぎる

自己肯定感が高すぎると、アドバイスを自分への批判と受けとったり、サポートに感謝できなかったりする

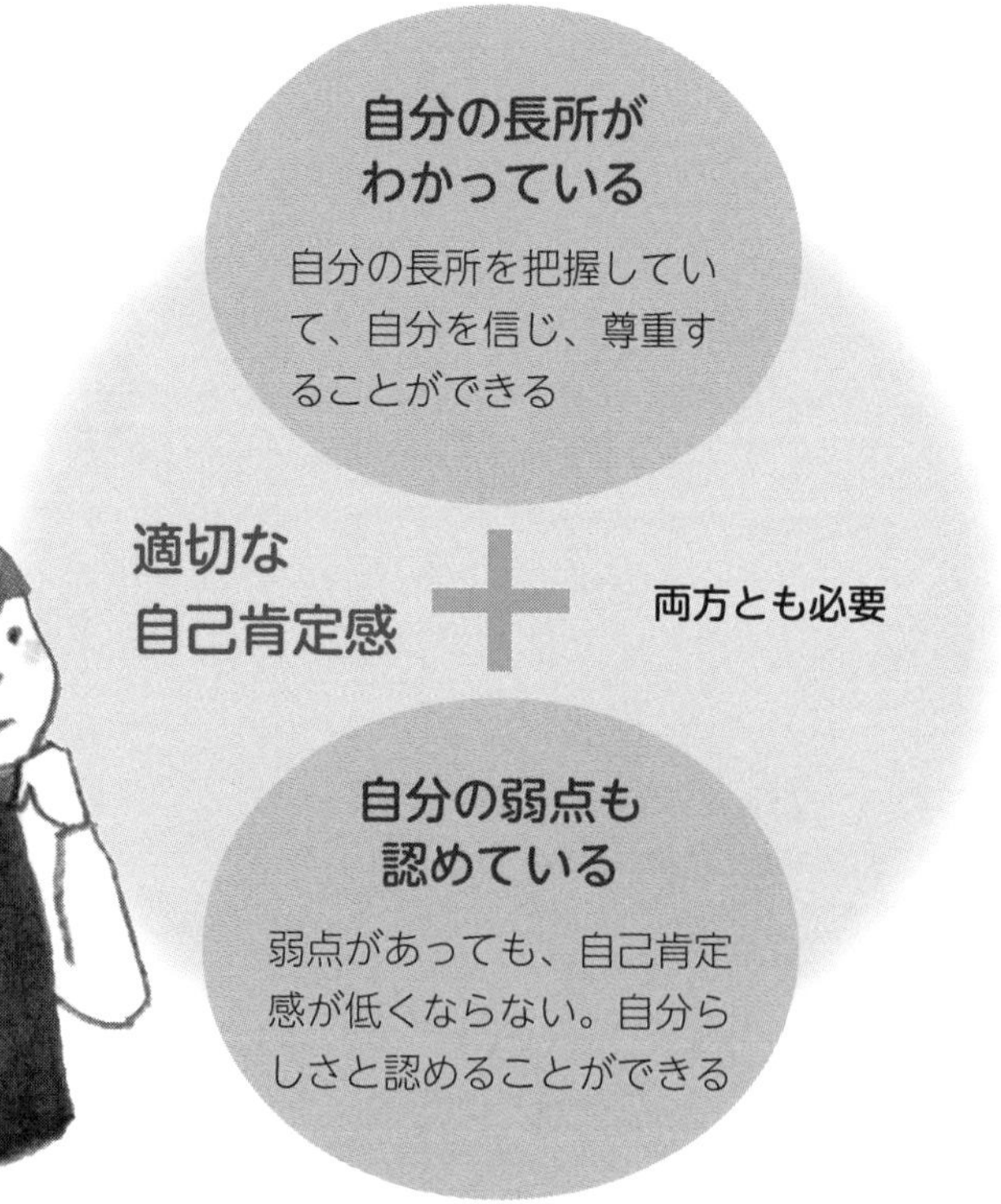

自分の長所がわかっている
自分の長所を把握していて、自分を信じ、尊重することができる
適切な自己肯定感
両方とも必要
自分の弱点も認めている
弱点があっても、自己肯定感が低くならない。自分らしさと認めることができる

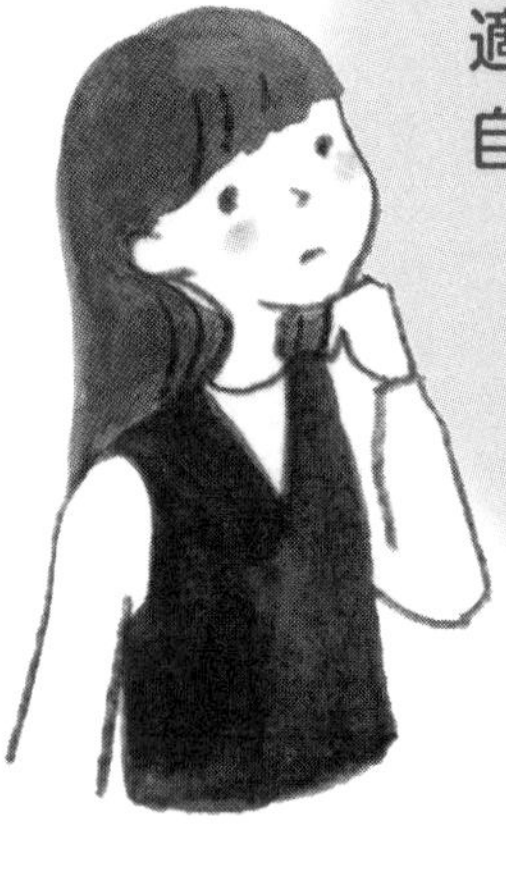

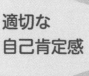

失敗もあるけれどがんばっている、そんな自分を好きになれる

肯定的な対応をしよう

なんでもオーバーにほめればいいということではありません。ときには客観的にみたアドバイスや、同じ目線で考えることが必要です。それも重要なサポートです。

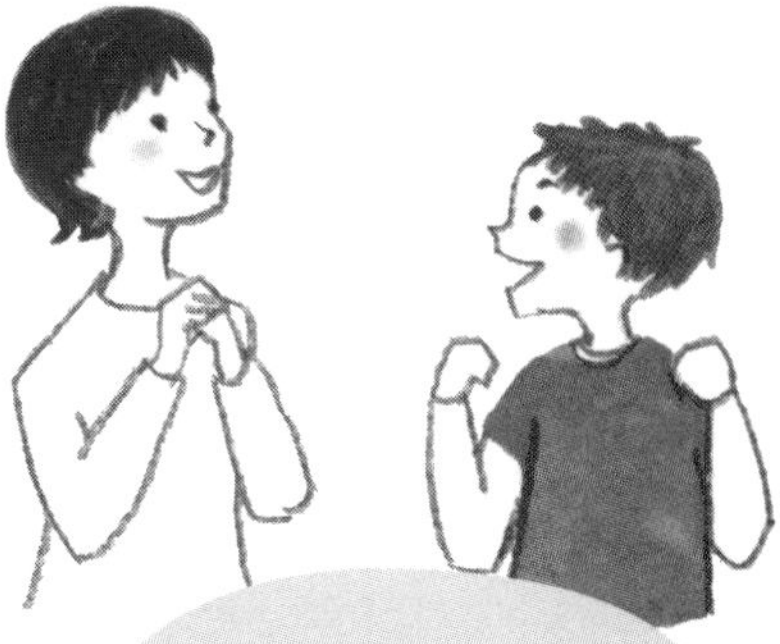

話す
アドバイスすることがあれば、叱るのではなく、静かに話す

認める
本人の存在を認める。承認が自己肯定感に直結する

一緒に喜ぶ
望ましい言動は親も一緒に喜ぶ。親を喜ばせたことも自信になる

話を聞く
子どもの気持ちや困っていることを、否定せずに聞く

止める
やってはいけないことは止めることも必要。ただし、「○○したらダメ」というより「△△しよう」と肯定的な止め方を

一緒に考える
指示を出すのではなく、どうすればいいかを本人に考えさせながら、親も一緒に考える

感謝する
有用感は自己肯定感につながる。お手伝いを頼み、してもらったら感謝の言葉を

かたよった自己肯定感にも

自己肯定感はほめられることで高まりますが、自己を客観的にとらえる力が弱い子の場合、「自分ってすごいんだ」と、自己評価が高くなりすぎることがあります。

いつもほめていればいいというわけではありません。客観的な見方を示すことも必要です。

傾聴やねぎらいの言葉を

失敗も含め、「自分らしさ」として受け入れることで、しっかりした自己肯定感を感じます。そのためには支援者、とくに親からの肯定的な対応が大切です。

子どもの考えや工夫を頭から否定したり、無理だと決めつけず、話をじっくり聞きましょう。子どもが主体性をもって自己決定することを支えましょう。結果ではなく努力を認め、ねぎらいの言葉をかけましょう。

COLUMN

不完全な自分を好きになれるように

ほめられようとがんばりすぎる

なにごとも「過ぎたるは及ばざるが如し」で、ほめすぎには弊害があります。実力以上の課題を与えられつづけ、常にほめられて弱音が吐けない状態が続くと、メンタルヘルスの面で問題が出てくることがあるのです。

がんばったときにしかほめられない自分、弱音を吐けない自分、SOSを求めてはいけない自分など、ゆがんだ自己イメージができあがると、「過剰適応」などが起こり、体調を崩すこともあります。

サポートされつつ人の役に立てる子に

失敗する自分、できない自分、不完全な自分、こうした自分でも肯定でき、好きになれるといいのです。障害がある場合は、それを受け入れるプロセスも大切です。

そのためには、不完全な自分でも好きになってくれる人、とくに親の存在が必要です。これは障害がない場合でも同じです。

うまくできる子が好き、子どもを「ほめたい」からと、苦手なことをがむしゃらにがんばらせるのはやめましょう。

少しサポートをしてもらう代わりに自分のできることをして、その人のためになる。こうしたギブアンドテイクの関係をつくれれば理想的です。

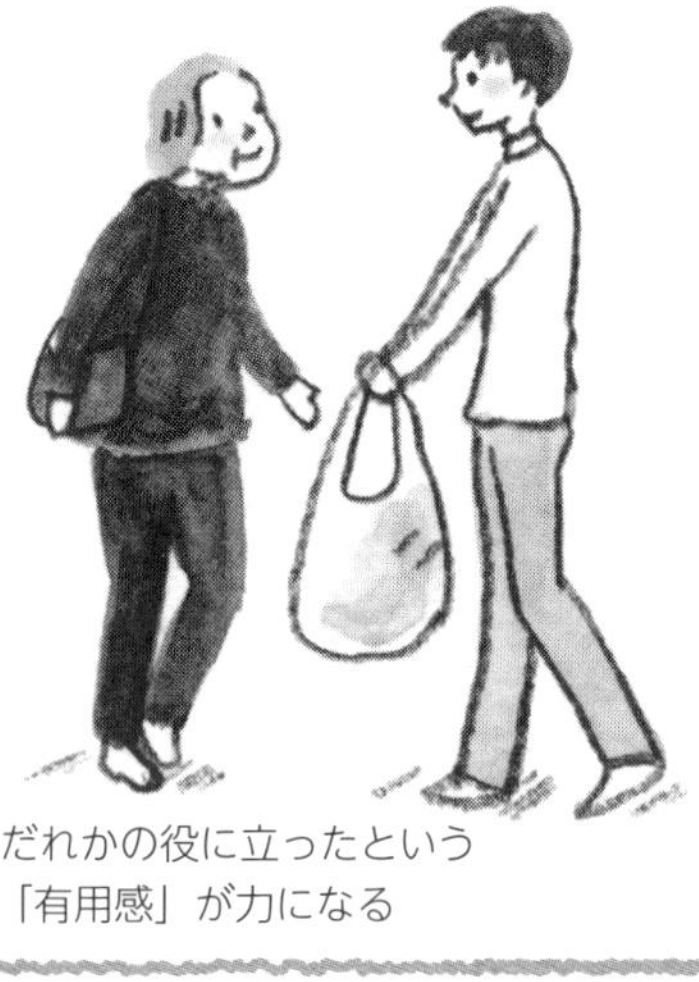

だれかの役に立ったという「有用感」が力になる

4 自立に向けて準備していく

「子どもがいずれ自立するように」というのは、
親ならだれもが望むことでしょう。
実行機能の弱い子どもは、
ゆっくり成長していきます。
焦らず、ていねいに、
「真の自立」に向けて今から準備していきましょう。

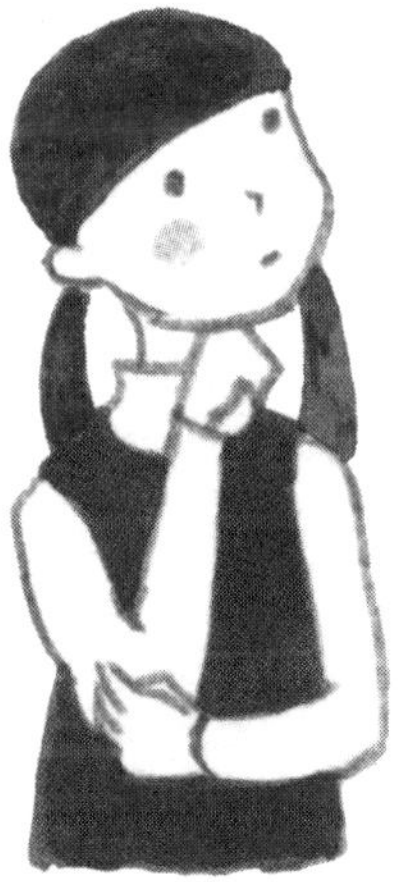

困ったときにSOSを出せること

自立とは、「ひとりでしっかり生活できること」という意味がクローズアップされているようです。しかし、そういう解釈でよいのか、そもそも自立とはなにか、考えてみましょう。

自立に必要な力

自立になにが必要か、日本で一般的に考えられているものと本書で提案するものは、少し違います。

一般的な概念

なんでも
ひとりでやって
生活できる

本書では

苦手なことを
自覚し、
サポートを親以外からも
受けて生活する

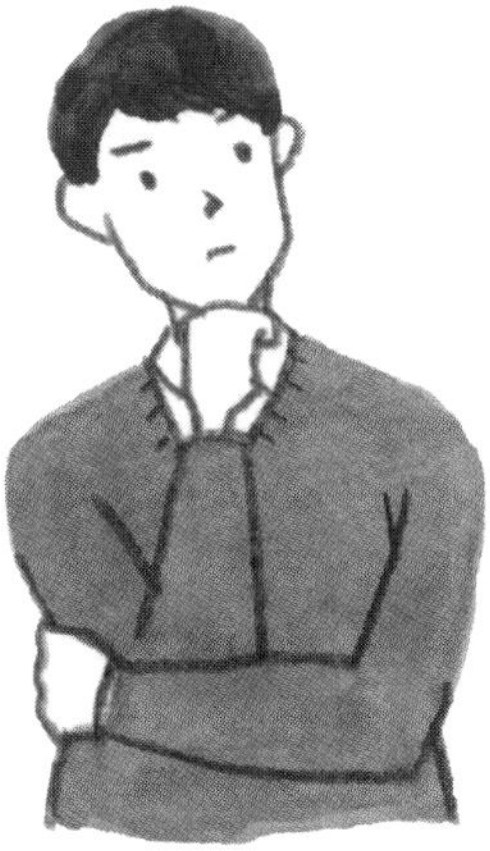

自立するために必要なのは、自分で問題をみつけて解決できるようになること

自立とはなにかを考えてみる

自立とは、なんでもひとりでできる自活、そのための就労というイメージになっていないでしょうか。しかし自立には、実際に問題が起こったとき、自分で判断して解決していく力こそが重要です。これが育っていないと、仕事を継続することが難しいのです。

実行機能が弱い子どもは、最初の「これが問題だ」「自分はここが苦手だ」と判断する（メタ認知）ところからつまずきがちです。サポートは問題をみつけるところから始まります。

サポートをくり返すうち、子どもは、問題とはなにか、どこに問題が起こりやすいのかを学んでい

実行機能の弱さをカバー

同じ課題でも実行機能が強いと右列のようにスムーズに進みます。ＳＯＳを出せば、左のように実行機能の弱さをカバーできます。

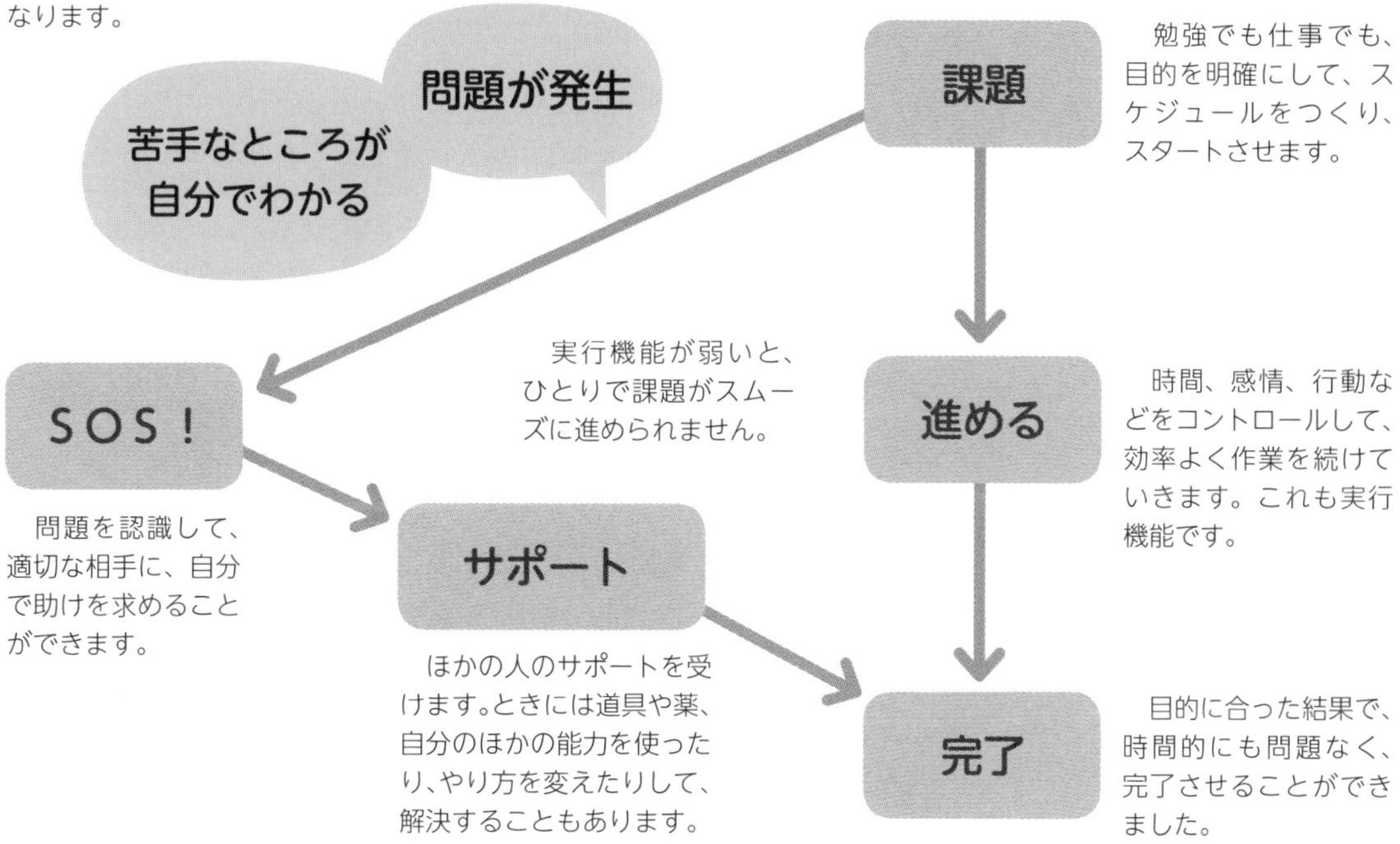
予想外の事態が起こることがあります。また、周囲からみると大変なことでなくても、本人にとって苦手なことは問題になります。
問題が発生
苦手なところが自分でわかる
課題
勉強でも仕事でも、目的を明確にして、スケジュールをつくり、スタートさせます。
進める
時間、感情、行動などをコントロールして、効率よく作業を続けていきます。これも実行機能です。
完了
目的に合った結果で、時間的にも問題なく、完了させることができました。
実行機能が弱いと、ひとりで課題がスムーズに進められません。
ＳＯＳ！
問題を認識して、適切な相手に、自分で助けを求めることができます。
サポート
ほかの人のサポートを受けます。ときには道具や薬、自分のほかの能力を使ったり、やり方を変えたりして、解決することもあります。

くでしょう。そして徐々に自分で発見できるようになります。主体性を育てることが大切なのです。

これが自立に向けての準備のひとつです。こういった準備を積み重ねていくことが、子どものころから必要です。

自分で判断し ＳＯＳを出せること

では、問題があるとき「ひとりですべて解決すること」が自立でしょうか。大人でも、ひとりで解決できないことはたくさんあり、サポートされているはずです。

どうやら、「自立とはひとりで一〇〇％やること」という考え方は、変える必要がありそうです。

なかには、「努力すればなんとかなるのでは」と考える人もいます。それでは子どもが「ＳＯＳを出すのはよくないこと」ととらえてしまいます。ひとりでがむしゃらにがんばらせることが自立につながらないこともあります。

SOSを出せるように育てていく

子どものうちは親がサポートしますが、いずれ本人が親以外の人にSOSを出せるのが自立ということです。適切にSOSを出すことは、合理的配慮（→P64）を求めることにつながります。

SOSを出すときのポイント

タイミングよくSOSを出すには3つの大切なポイントがあります。困ったときには、この3つのポイントをふまえて、早めにSOSを出せるようにしましょう。

大切な3ポイント

自己理解と自己受容

自分の苦手なこと・できることを把握しておくことが前提です。そのうえで、苦手なこともある自分を認めていることが大切です。けれども、この前提ができていない子がいます。サポートのしすぎで「できている」と勘違いしている子もいます。

どういう条件のときになにができるかを理解

どういった助けがどの程度あれば問題が解決できるのかがわかっていないと、まとはずれなSOSを出してしまいます。

周りに説明できる

上記の2つを理解したうえで、困っていること、助けてほしいことの要点が、的確に伝わるように説明します。

根底にあること

自己有用感

SOSを出すことで「自分はダメな子だ」と自己否定しないように。助けてもらうこともあるけれど、自分だって人の助けになることもあるという「自己有用感」を育てていきます。

○○が苦手なんだけど
助けてもらえるかな

○○ができないので
困っています

○○して
もらえますか

SOSを出せる相手を少しずつ増やす

SOSを出すことじたいが苦手な親子がいます。できないところをオープンに話すことがつらいのでしょう。そもそも自分が苦手なことやできそうもない状況を把握できない人もいます。

なにが苦手なのか認識し、助けを求めることで失敗する回数が減り、問題が大きくならなくてよかったという体験が大切です。

子どもが小さいうちは親がサポートしますが、いずれは本人がSOSを出せる人をみつけなければなりません。出せる人がわからない場合は、教育、医療、福祉の分野から、必要に応じて相談する人を決めておくといいでしょう。

出す相手を考えておく

だれに助けを求めるかを、子どもと一緒に考えておきます。だれが話しやすいか、子どものことを理解してくれているか、実行機能の相性は、といったことを考慮します。

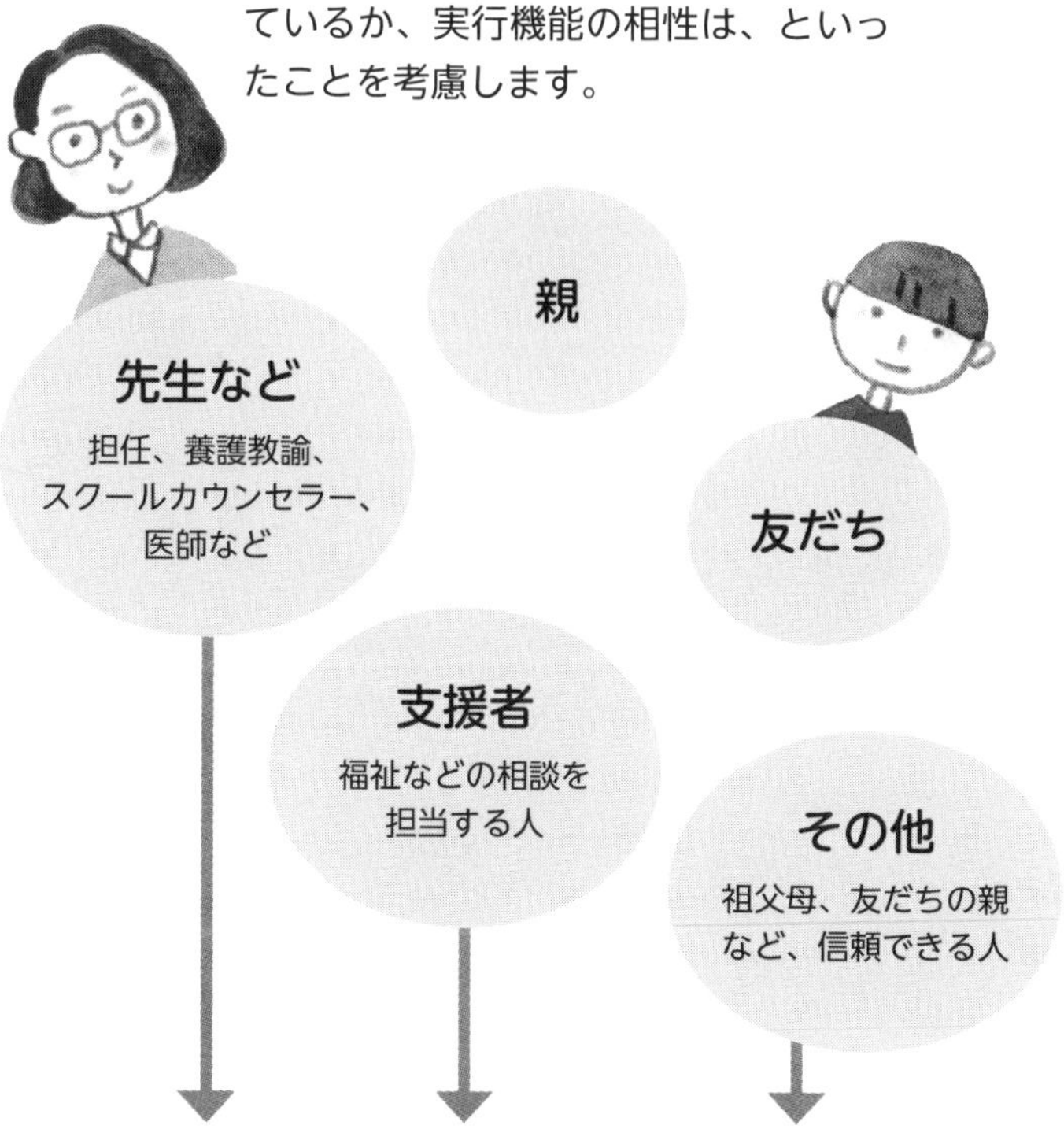
親
先生など
担任、養護教諭、スクールカウンセラー、医師など
友だち
支援者
福祉などの相談を担当する人
その他
祖父母、友だちの親など、信頼できる人

いじめのSOS

いじめは深刻な社会問題ですが、できないことが多いといじめの被害者になりやすいのが現状です。

いじめられたとき「自分がダメだから」と思い込まないこと、困ったときにはSOSを出していいことを教えておきます。だれに相談するか、どのような対応をするかを考えて、子どもに伝えておきます。対応が決まっていることは安心材料になります。

小学校時代に体験しておきたい

「親以外に自分を助けてくれる人がいてうれしい」という感覚を小さいときに体験できると、SOSを出せるようになります。ただ、思春期以後には、親の意見を聞かないことも。こうした反抗は人の言いなりになりたくないという自立の練習といえます。それをうまく受け止めることも大切です。

準備できること②

アドバイスを受け入れ、感謝できる子に

実行機能が弱い子は自分を客観的にみることが難しいので、ほかの人が自分をどうみているかを聞くことが役立ちます。人の意見に耳を傾け、柔軟に取り入れることができると大きく成長します。

アドバイスを聞ける子に

客観的なものの見方の弱さを補うのは、人のアドバイスを聞くことです。自分も相手も信頼しているからこそ、意見を聞けるようになります。

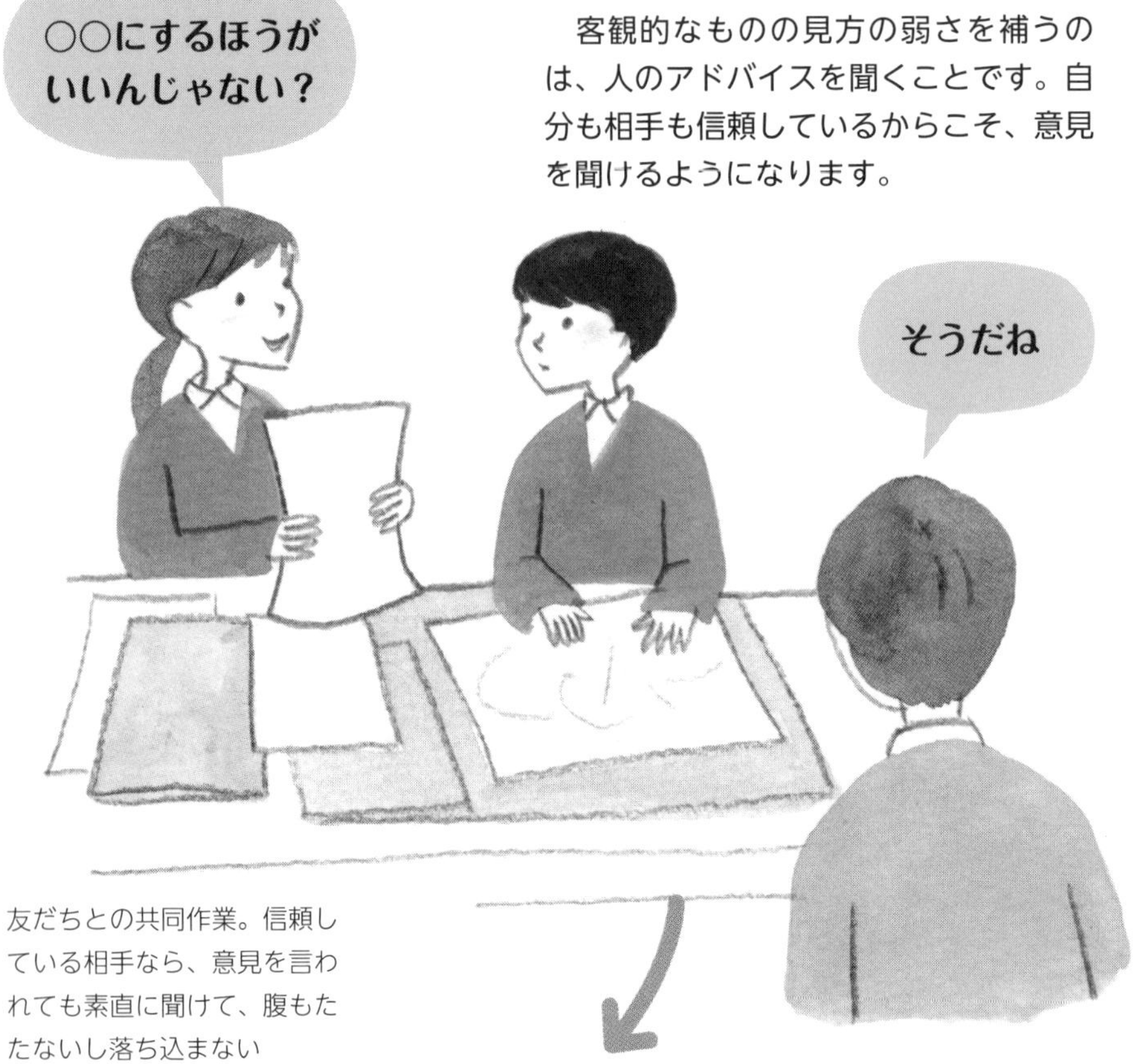

友だちとの共同作業。信頼している相手なら、意見を言われても素直に聞けて、腹もたたないし落ち込まない

\ 社会適応に必要な力 /

傾聴

だれでもひとりで生きていくことはできません。社会に適応していくには、他者の意見を聞く耳をもつことが大切です。

対人関係

アドバイスを受け入れ、適切な忠告には感謝する。人への信頼感や感謝が、よりよい人間関係をつくっていく土台になります。

人への信頼感を育てよう

　自分をどうみているか尋ねると、ときには厳しい意見を言われることがあります。そうした意見に耳を傾けることができるのは、その人を信頼しているからです。

　他者を信頼できるのは、親が他者を信頼していること、そして本人が自分を信頼していることが欠かせません。

　また、他者に感謝できる人になることも大切です。なかには、サポートされるのが当然だと思う子もいます。助け合うのが社会です。助けてもらい感謝することで、人のためにできることがあれば自分もやりたいという心が育ちます。

信頼感を育てよう

　自分の弱みやできない姿をみせられるほど信頼しているから、ＳＯＳを出せるのです。他者への信頼感は親が他者を信頼していること、そして自分自身を信頼していることが不可欠です。

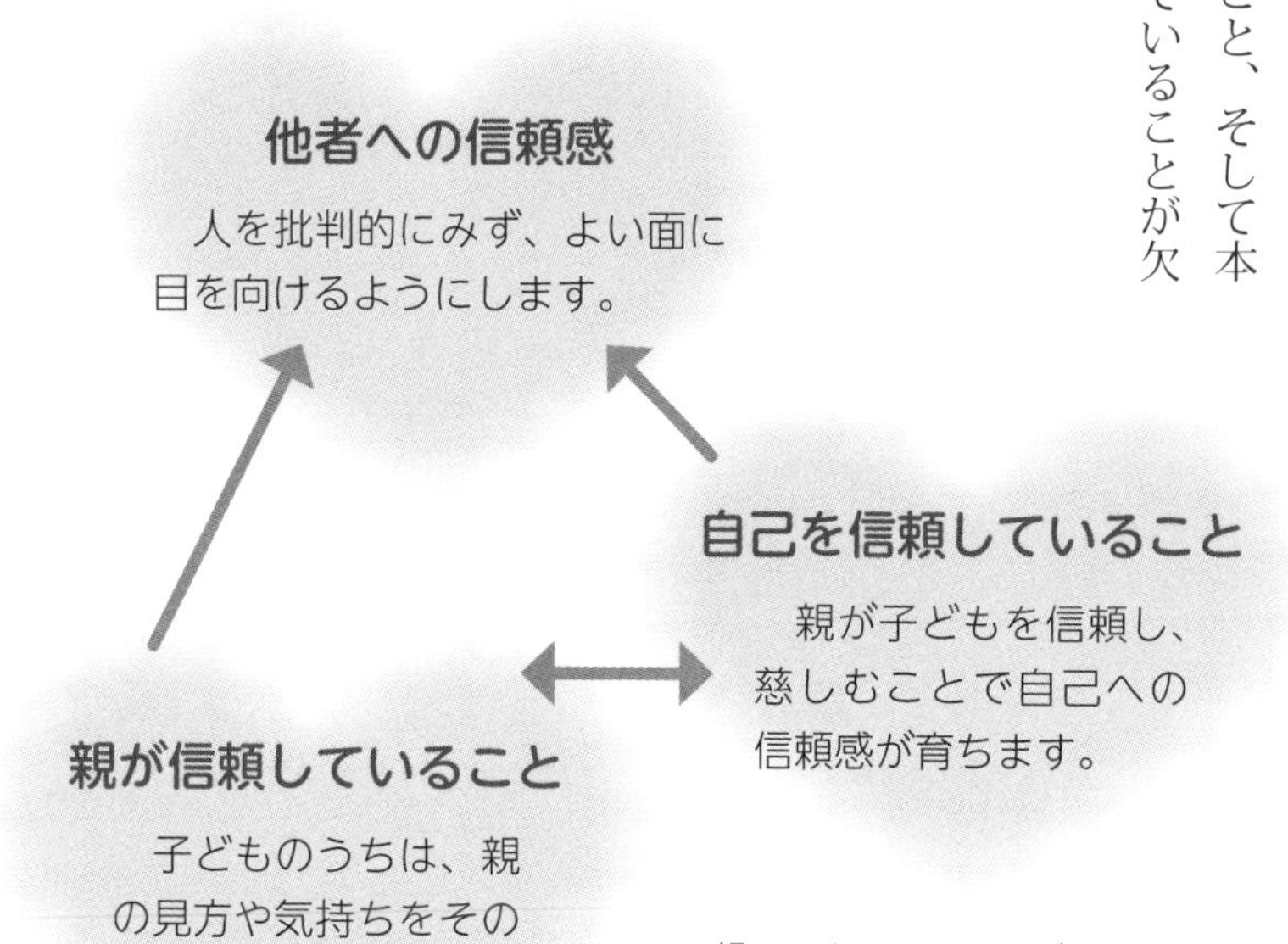
他者への信頼感
人を批判的にみず、よい面に目を向けるようにします。
自己を信頼していること
親が子どもを信頼し、慈しむことで自己への信頼感が育ちます。
親が信頼していること
子どものうちは、親の見方や気持ちをそのまま取り入れます。

親にできるのは、子どもにとって信頼できる他者を増やすこと

感謝を表す言葉

　人への感謝を表す言葉を自然に言えるようにしましょう。また、明るい挨拶は社会適応の潤滑油です。

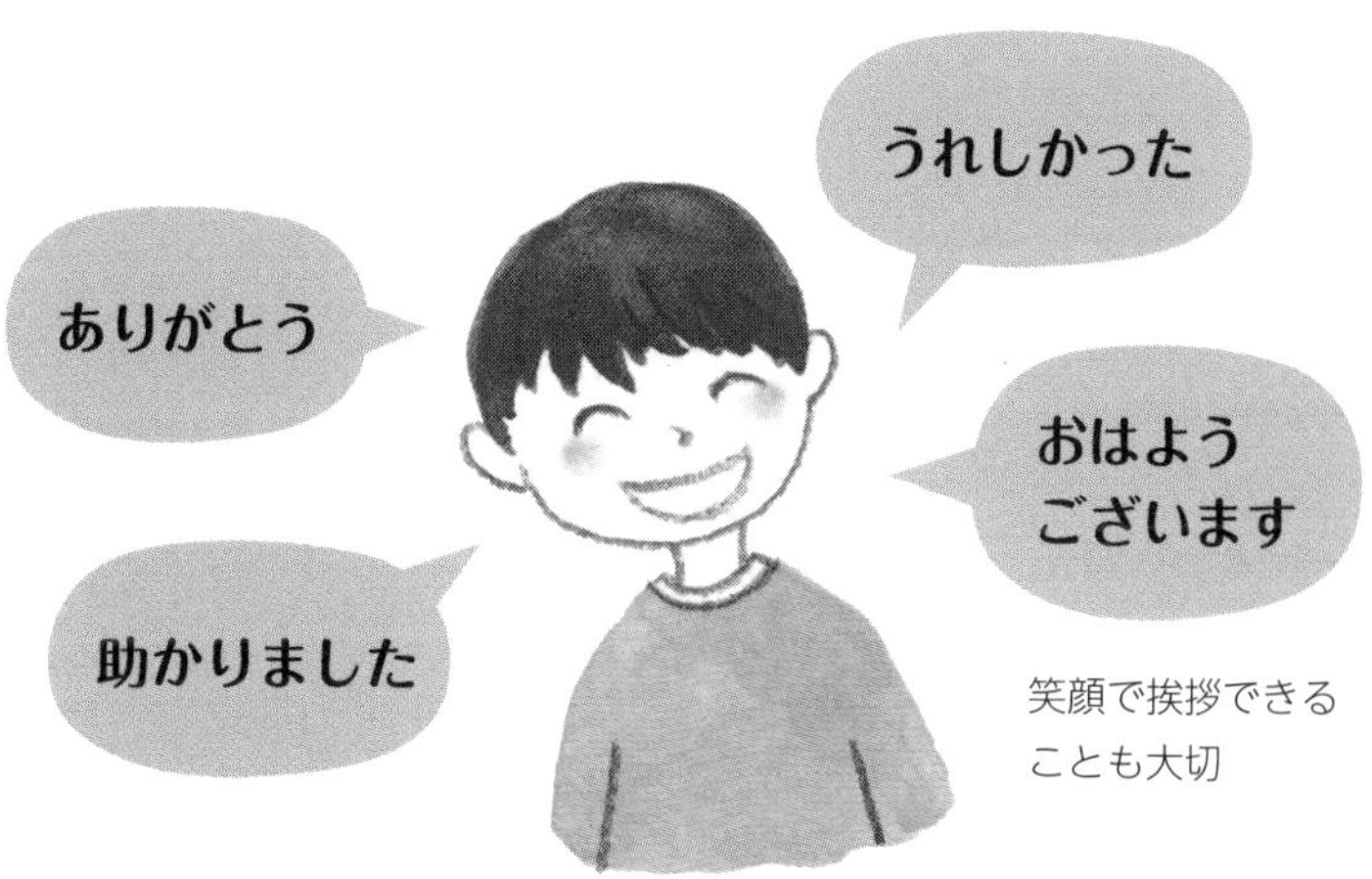
うれしかった
ありがとう
おはよう
ございます
助かりました

笑顔で挨拶できることも大切

弱点をカバーする方法をみつけておく

少しサポートがあれば、いろいろなことが完了できる子がいます。そのサポートのなかには、人ではなく道具の利用も。弱点をカバーする方法を、複数みつけておきましょう。

例えばこんな方法で

弱点をカバーしてものごとを完了させれば、達成感が得られ、自信になります。カバーする方法は複数みつけておくとよいでしょう。子どもが小さいうちは、親がみつけてアドバイスを。例えば、下記のような方法があります。

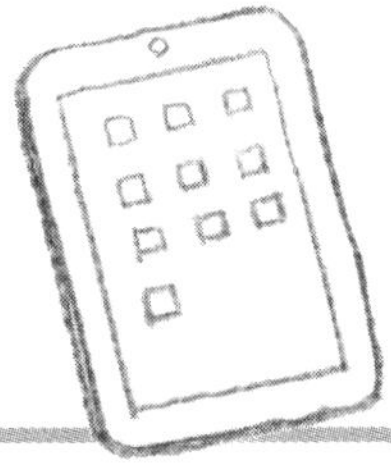

人に頼む

自分が苦手なことを得意な人もいる。そうした友だちや支援者をみつけておこう。「○○が苦手なんだけれど、手伝ってもらえるかな」などと頼む。あるいは最初から「私○○が苦手なんだよね」と言ってしまうのが有効な場合もある。また、担任の先生には、子どもの苦手なことを、伝えておく

デジタル機器を使う

スマホ、タブレット、パソコン、スマートスピーカー、ＩＣレコーダーなど。情報収集のほかスケジュール管理など、インターネットを通じてさまざまな利用法がある。ただし、子どもによっては、情報が多すぎて混乱したり、機器の使いすぎからネット依存になったりしないよう、注意する

道具を使う

デジタル機器以外にも、使い方しだいで弱点をカバーする道具はたくさんある。例えば、片づけが苦手なら、かわいい収納グッズを用意して、しまう場所を決め、片づけやすくする。言語性ワーキングメモリ（→P23）が弱いなら、ホワイトボードや付箋を使って、言語を目にみえる情報にするなど

得意な能力でカバーする

忘れ物が多い弱点を、友だちから借りるコミュニケーション力でカバーする。スケジュール管理が苦手でも、タブレットの電子カレンダーやアラームを使ってカバーするなど。

発達障害のある子は、苦手なことと同じくらい得意なこともあるはず。本人はその長所に気づきにくいので、親が気づかせるとよい

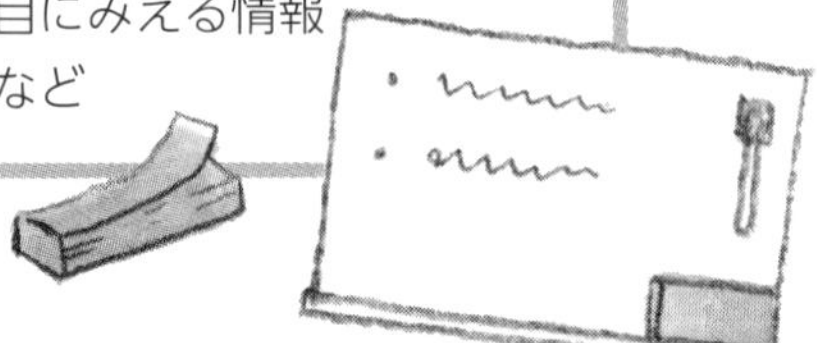

自己否定的にならないように

自分で弱点がわかっていると、そのことをやらなくてはならないときに、苦手意識が出てきます。苦手なことをおこなうときには、SOSを出してサポートしてもらうだけでなく、自分でカバーする方法もあります。

例えば道具を使うこと。ASDではデジタル機器の操作が得意な子も少なくありません。ADHDなら薬を飲むのも一方法です。

失敗して落ち込み、自己否定的にならないよう、苦手意識が強く定着する前に、そうした方法を取り入れるとよいでしょう。

忘れ物をしないように工夫しよう

学校の持ち物は前日に用意して玄関に置いておきましょう。持ち物や買い物はメモを。読み上げて聴覚情報にするのも役立ちます。また、持っていく物を数で覚えておくとヒントになります。「3つのはずだったけれど、あとはなんだっけ?」といった要領です。

立ち直る力を育てる

弱点をカバーしなかったり、しきれなかったりして、失敗してしまうこともあるでしょう。そのとき、いちど落ち込んでも回復できる子どもがいます。そういう子には、「レジリエンス」があるといわれます。

失敗して落ち込んでしまうが

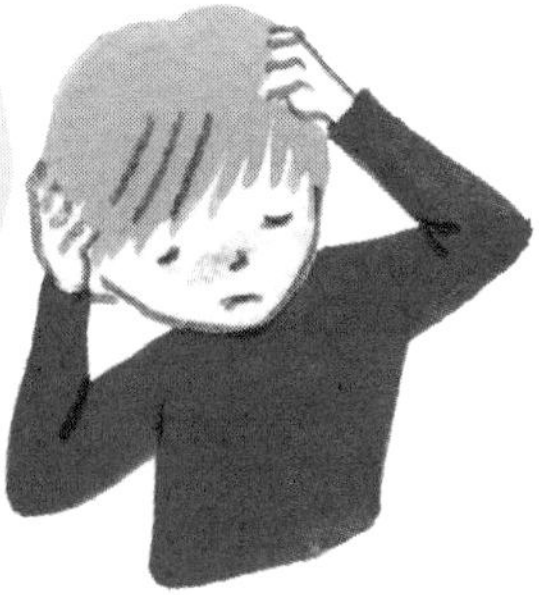

「なんてことだ、ダメだ〜」と頭をかかえても

↓

立ち直る力＝レジリエンスがある

「○○すればよかったのか。次は○○しよう」などと一歩踏み出せる

↓

レジリエンスを育てる

大きなストレスがかかっても耐えて立ち直る力をレジリエンスといいます。子どものうちからレジリエンスを育てるのも、自立への準備のひとつです。

ここにも自己肯定感がかかわります。失敗しても自分はがんばっていると、自己を肯定できるからです。生活リズムを整えることも大切です。

まず、親自身の生活リズムができているかを見直しましょう。

サポートはゆるやかに「引き算」していく

実行機能のサポートはいつまで続ければよいのか迷います。サポートは「引き算」の考え方で、成長とともに徐々に減らしていきます。ひとりでできることを増やし、助けを求められる子に育てます。

逆算してみよう

発達障害の診断を受けたところがスタートで、サポートは100。そこから子どもが社会に出るであろう時点をゴールと設定して、サポートを引き算していきます。ただし、ゴールはサポートゼロではないし、一般の年齢と同じでないこともあります。

問題があっても解決できるようになっている
成人
20
40
60
80
100
診断
障害によっては、サポートは一生涯必要
親のサポートは減らしていく
弱点をカバーする方法を使うなどして、自分でできることや、親以外のサポートを増やしていく
準備できることはいっぱいある
人と比べず、サポートを増やしたり減らしたりしながら、ゆっくり。その子のペースに合わせた準備を
子どもが小さいうちは、全面的にサポートする
親子で将来について話す機会をもうけたい

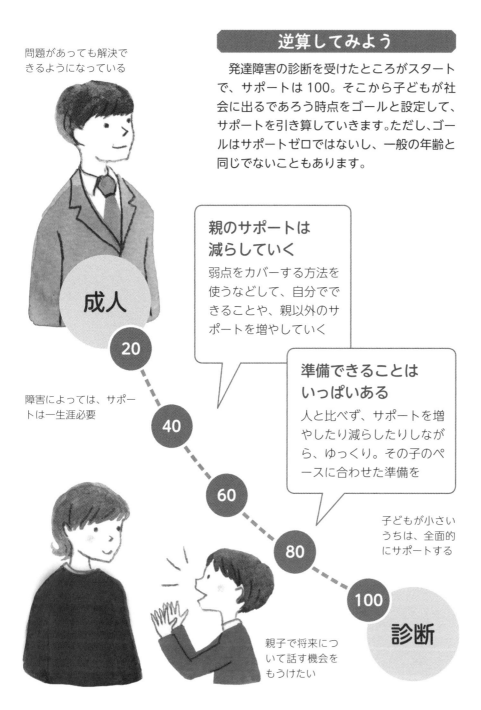

引き算して最終的にゼロにならないことも

実行機能サポートは「引き算」の考え方で、減らしていきます。ただし、引き算はゆるやかにしていきましょう。並行してSOSの出し方も教えていきます。

自立を意識するあまり、思春期になった子どもにいきなり「新学期から自分でやりなさい」というのは無理なこと。子どもは突き放された気になり、やるべきことができない自分に落ち込み、心身に不調をきたすこともあります。

サポートはいきなりゼロにしないように。ゴールも、すべて自分だけでやる「サポートゼロ」ではありません。

サポートされて当然と思われていない？

早期に診断され、親が完璧なサポートをしていると、小中学校では比較的スムーズに生活できます。しかし、逆に子どもが「サポートされて当然」と思い込み、「自分でやろう」という気持ちをもてなくなることもあります。

少し難しい課題に挑戦させることでよいストレスを与え、成長を促しましょう。

本人にも意識をもたせる

サポートを親まかせにするのではなく、成長に合わせて本人にも「親を頼らないように」という意識をもたせましょう。ただ、やみくもにひとりでやれというのではありません。ひとりでできるように工夫したり、SOSを求めたりするトレーニングをしていきます。

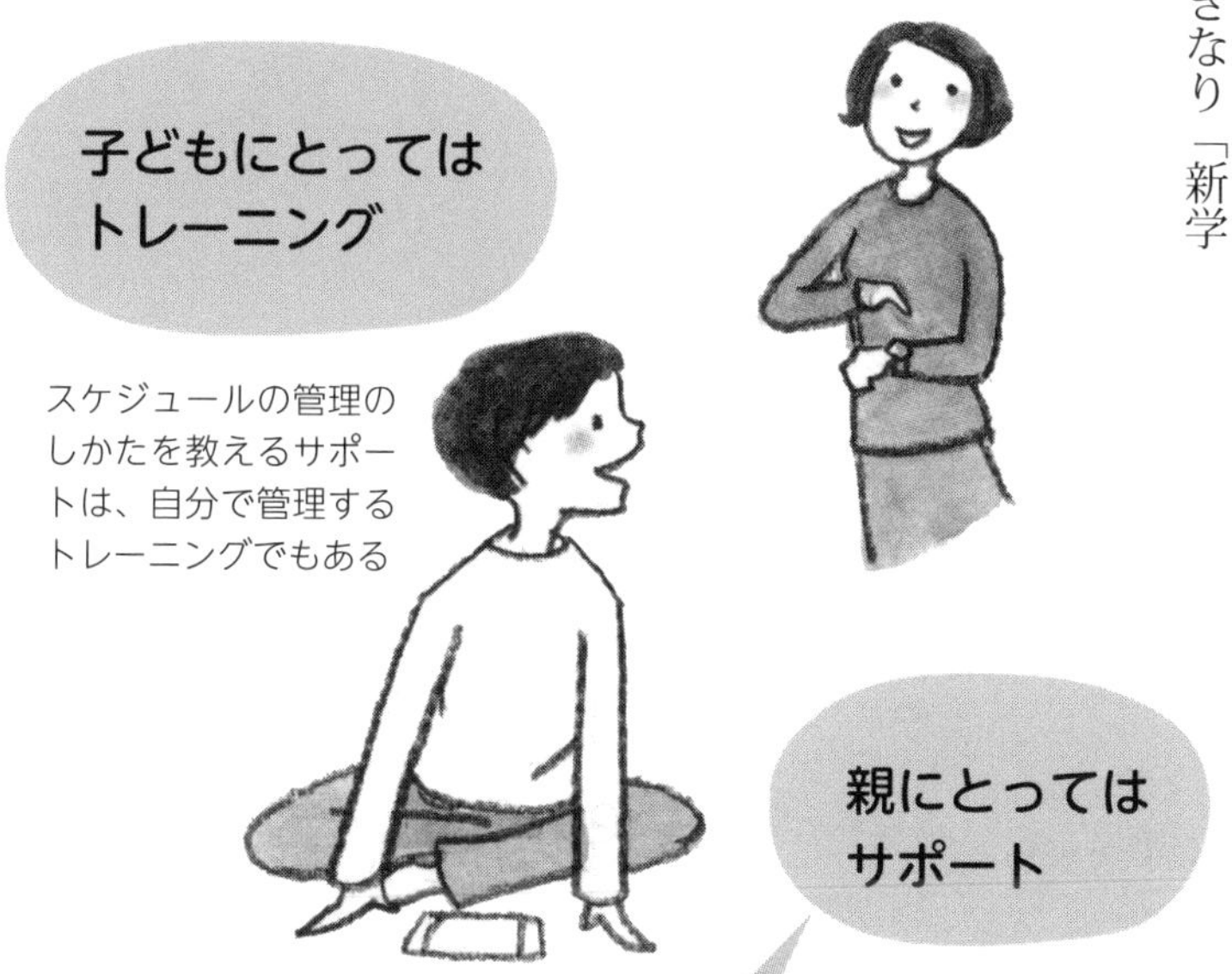
子どもにとってはトレーニング
親にとってはサポート

スケジュールの管理のしかたを教えるサポートは、自分で管理するトレーニングでもある

親や先生の価値観で決めないで

苦手なことや、難しい課題を、ひとりでやらせるかやらせないかで、親や先生、支援者の意見が違うことがあります。だれかの価値観が「〇年生になったのだから〇〇ができるはず」といった見方になっていないでしょうか。

年齢ではなく、その子の能力に合わせた課題の選び方が大切です。

サポーターの移行①

親のもとから、先生や友だち、支援者へ

親は子どものことが心配で気になってしかたがないものです。先生や友だち、支援者の手を借り、親の手を徐々に放していかないと、親も子もストレスになることがあります。

親の子離れをスムーズに

思春期になると、子どもは親より友だちを優先させるようになります。その時期に親は「子離れ」を意識しましょう。期待と心配がまざった気持ちになるでしょうが、本人のためです。なお、10代初めから思春期といわれますが、発達障害のある子は年齢でみるのではなく、本人の成長でみるようにします。

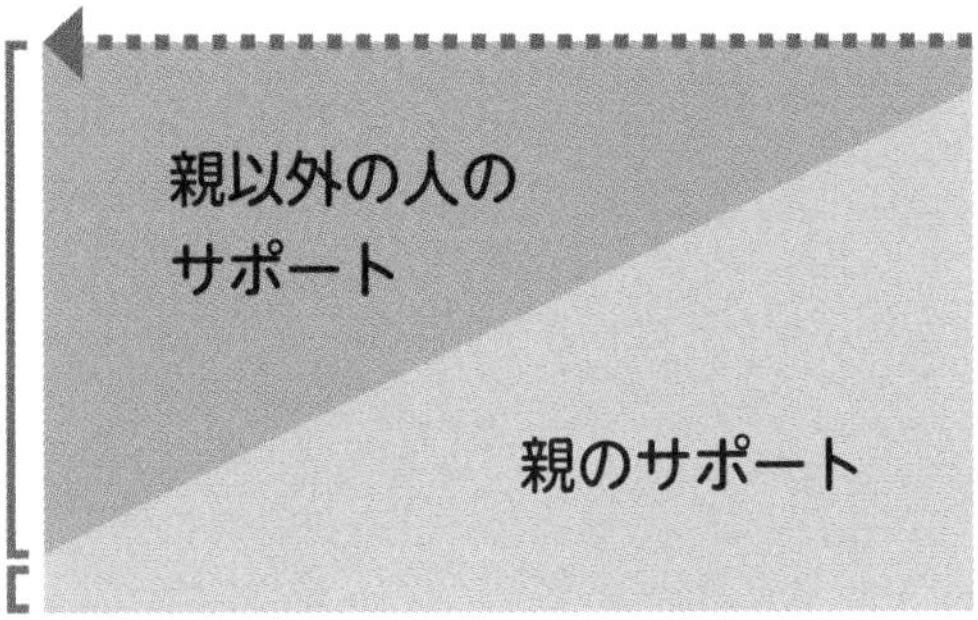

親のサポーターとしての役割は減らしていき、親以外の人の割合を増やしていく

本人からは離れていかない

発達障害のある子は、自分から巣立っていこうとすることが少ない

↓

親は親以外のサポーターを増やす準備を

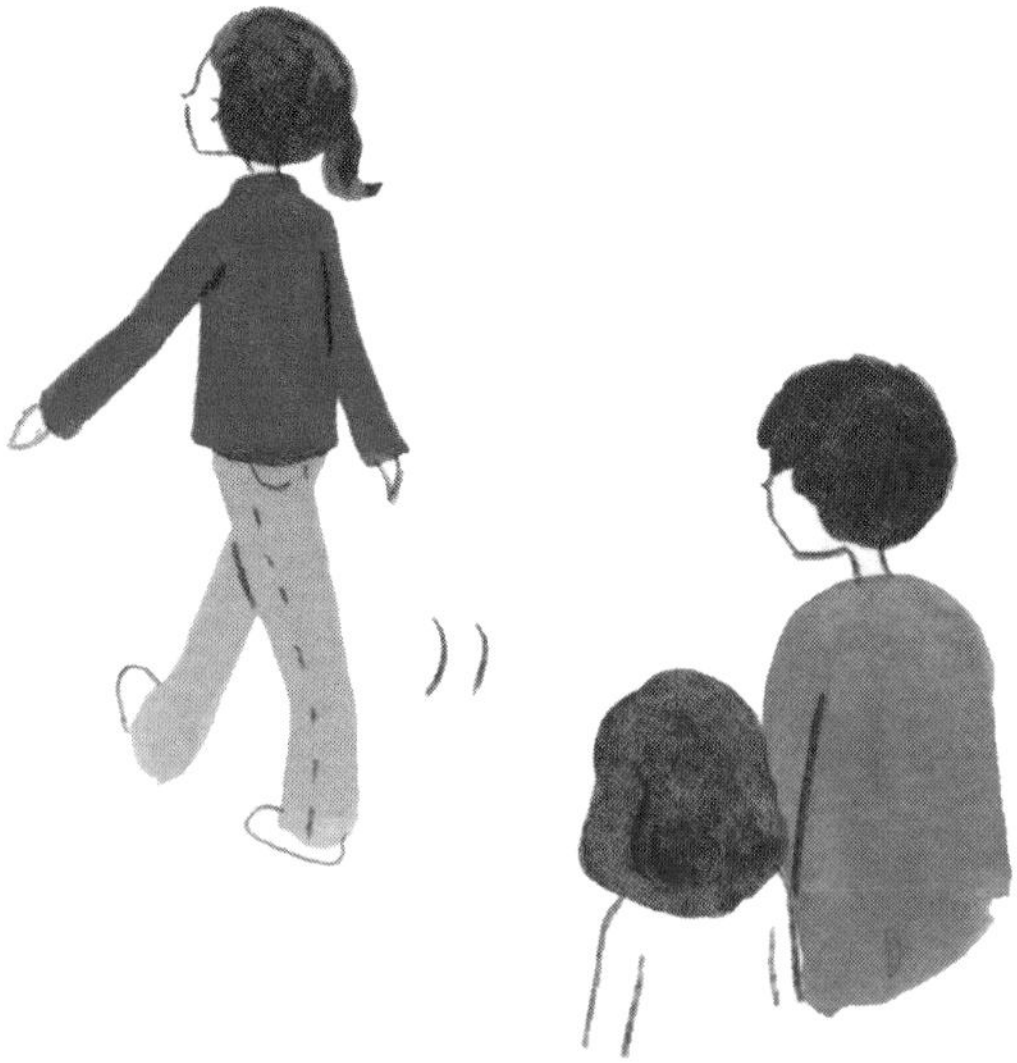

手を放しても、子どもを遠くから見守る、安全基地としての役割は続いていく

かばいすぎない、でもつき放さない

子どもがいずれ自立して親のもとを巣立っていけるように、親以外のサポートが必要です。親がいつまでも完璧なサポートをしようとするのは、かばいすぎで、かえって弊害になります。

ただし、「親はもうサポートしないからひとりでやりなさい」はNGです。サポートは一生涯必要なのです。親がサポーターから徐々に身を引くぶん、先生や友だち、支援者へ移行していきます。

思春期以降、子どもは親のもとを離れていくものですから、これは自然の流れです。

ワンクッションおく

子どもが自分で、「親以外のだれかに声をかけるようにしよう」と判断するのはハードルが高いことです。これからは親以外に声をかけることを教えておきましょう。

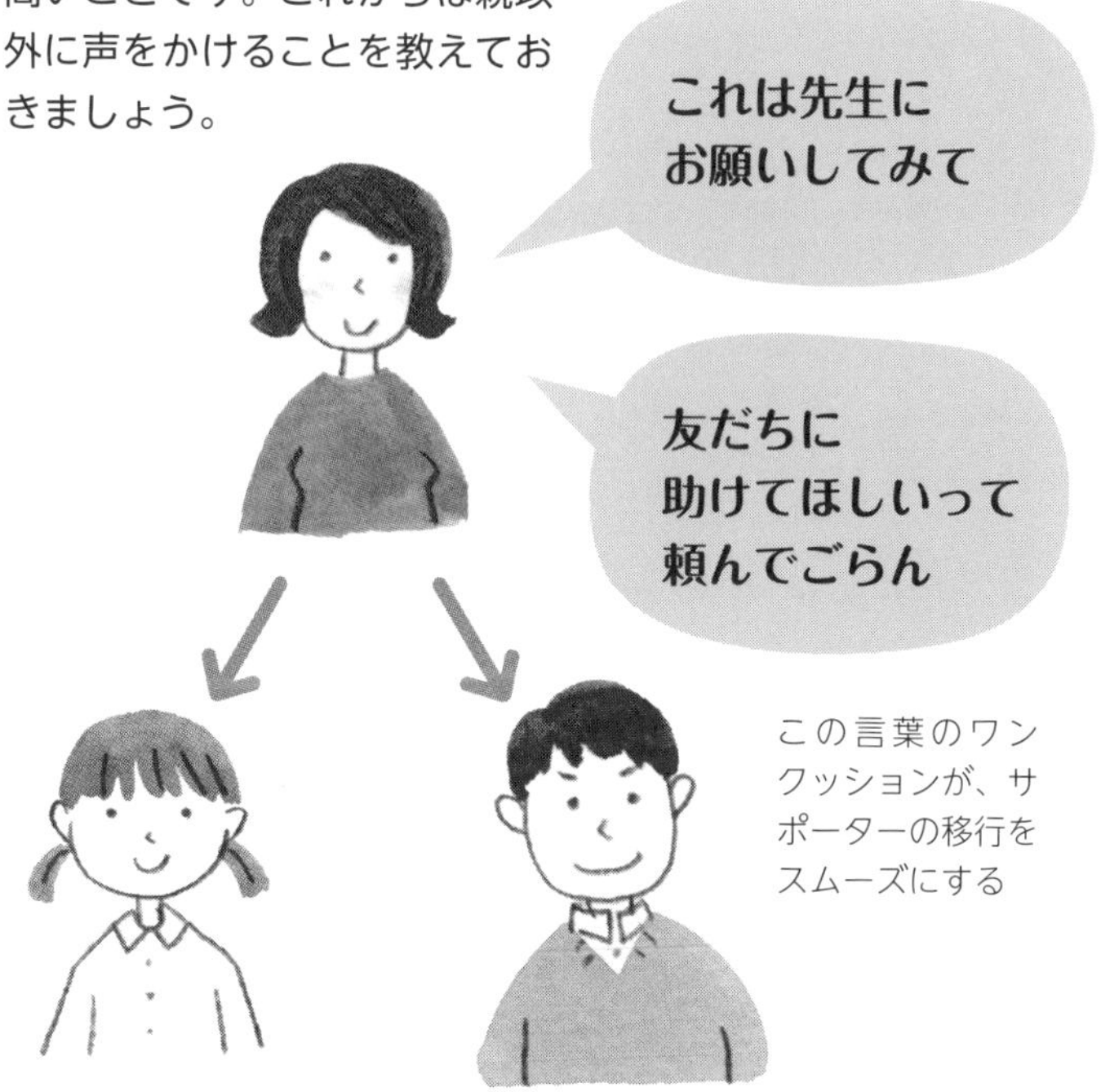
これは先生にお願いしてみて
友だちに助けてほしいって頼んでごらん

この言葉のワンクッションが、サポーターの移行をスムーズにする

家族以外の支援者が必要

支援者とは、親や祖父母など家族以外の人で、福祉関連、ボランティア、信頼できる大人など、公平な視点をもてる人です。

また、こうした支援者は、子どものサポートだけでなく、実行機能が弱い親のサポートをすることもあります。

子どもにとってよい支援者は、家族にとっても重要な存在になりえます。

例えば、母親と父親で意見が合わないとき、子どももまじえて二対一になり、母親が孤立してしまうことがあります。

支援者がそこに入ると、父親と子どもが母親を追い詰めていることに気がついたりします。家族にアドバイスすることで、家族間の軋轢《あつれき》や夫婦間の葛藤が解消することもあるのです。

なにより、親や子どもがその人を信頼していることが重要です。

学校や職場に「合理的配慮」を求める

親が子どもを生涯サポートすることは難しいです。学校や職場の「合理的配慮」を活用しましょう。障害のある人は法律の定めによって、合理的配慮を求めることができます。

合理的配慮とは

「障害者差別解消法」という法律には、「合理的配慮の提供」と「不当な差別的取扱いの禁止」が定められています。

- 障害のある人が、障害のない人と同じように教育、就業、その他の社会的活動に平等に参加できることが保障されること
- 障害特性や困りごとに合わせて配慮を受けられること

障害のある人が、社会的障壁の除去など、配慮を申し出たときには、その実施が過重な負担にならないかぎり、障壁の除去について、必要かつ合理的な配慮をすることが基本

学校や職場に合理的配慮を希望し、求めるのは親ではなく、原則として本人

そのために、自己理解とＳＯＳを求める力が必要になる

配慮があれば

- 差別やいじめ
- 学習が遅れる
- 二次障害が起こる
- 退職や離職

がなくなる

いじめが原因で不登校になり、うつ病を発症することもある。これは二次障害の一例

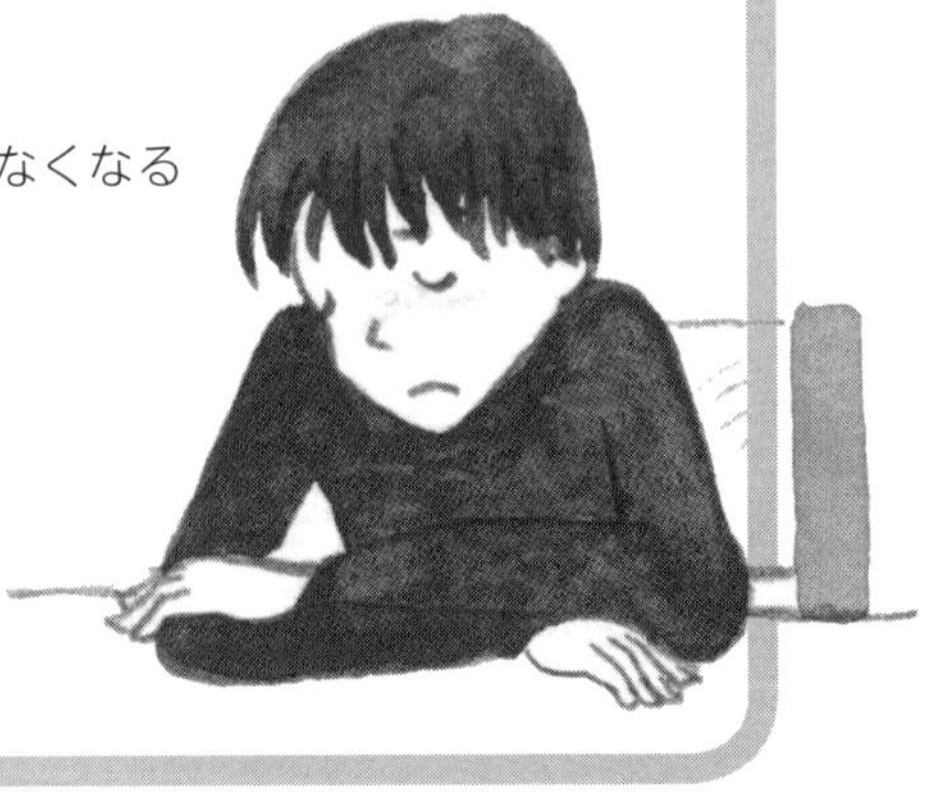

親以外の人に配慮を求める

　実行機能が弱い人には、継続的なサポートが必要です。子どもが小さいうちは親の、学生のときには学校のサポートです。就労後も継続して職場でのサポートが必要な人もいます。

　診断されると学校や職場に、法律で定められた「合理的配慮」を求めることができます。医師の診断書があるとよいでしょう。

　とくに配慮がほしいのは、小学校から中学校、中学から高校へと環境が変わるときです。親のサポートは続いていても、学校と連携していないとサポートが途切れ、子どもが心身の調子をくずすことがあるのです。進級時には学校との打ち合わせを密にしましょう。

合理的配慮の求め方

　小さいころは本人の意志を確かめて、親が代わりに合理的配慮を求めますが、いずれは本人が求めることが基本です。本人が自己理解し、主体性をもって企業などに求める必要があります。学校では下記のような例があります。

小中学校

- 算数の文章題が苦手なため、文章題がのっている問題集の宿題をやめ、計算ドリルにかえてもらいました。
- 手先の不器用さがあるので、夏休みの工作の宿題はやらなくていいことになりました。
- 集中がとぎれやすいので、机の周りに囲いをつくりました。

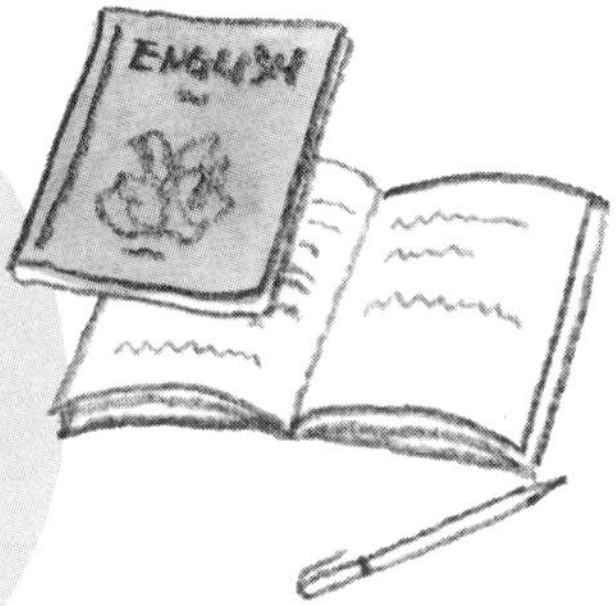

高校

- 黒板を写すのが苦手なので、スマホでの撮影を許可してもらいました。
- ノートはタブレットのノート機能のアプリを使っています。
- ＩＣレコーダーで録音すると「ここ」「そこ」ではなにを言っているのかわかりません。指示代名詞は使わないように先生にお願いしました。

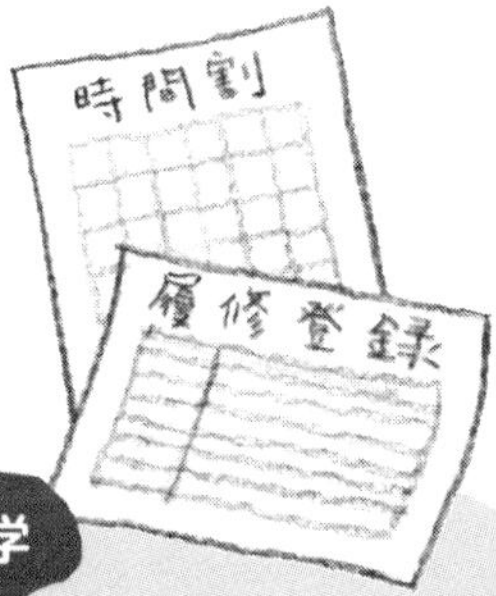

大学

- 入学前に必要なサポートを確認してもらいました。
- 履修登録のしかたが複雑でわからないので、障害学生支援室で相談しながらつくりました。
- いつだれに相談すればいいかを教えてもらいました。

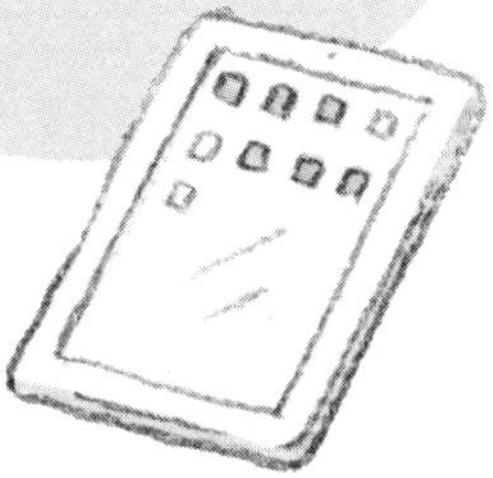

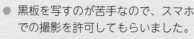

自立を困難にする問題を知っておこう

自立に向けて準備していくなかで、ぜひ知っておきたいことがあります。お金とゲームの問題は、自立を阻む大問題になることです。どちらにも、親の考え方や行動が影響していることがあります。

お金の問題

実行機能が弱いため、カードの使いすぎで借金や破産に至る人がいます。その失敗をくり返す人も。「一度大きな失敗をしたから次は大丈夫のはず」と考えず、お金の限界と使い方をしっかり教えましょう。

多額の借金をくり返す（例）

カードで一日に 100 万円以上の買い物をした女性。支払えないので、親に借りた。その後も同じような事態になって借金をくり返す。親が貸してくれなくなったので、カードローンなどで借金を重ね、自己破産した

背景にある親子関係

母親は、「自分は幼いころ、欲しいものを買えない生活をしていた」と言う。娘になんでも買い与えることで、自分の欲求を満たしていたようだ

小さい娘に、おもちゃ、洋服、靴、化粧品など、子どもが望むと次々に買い与えた

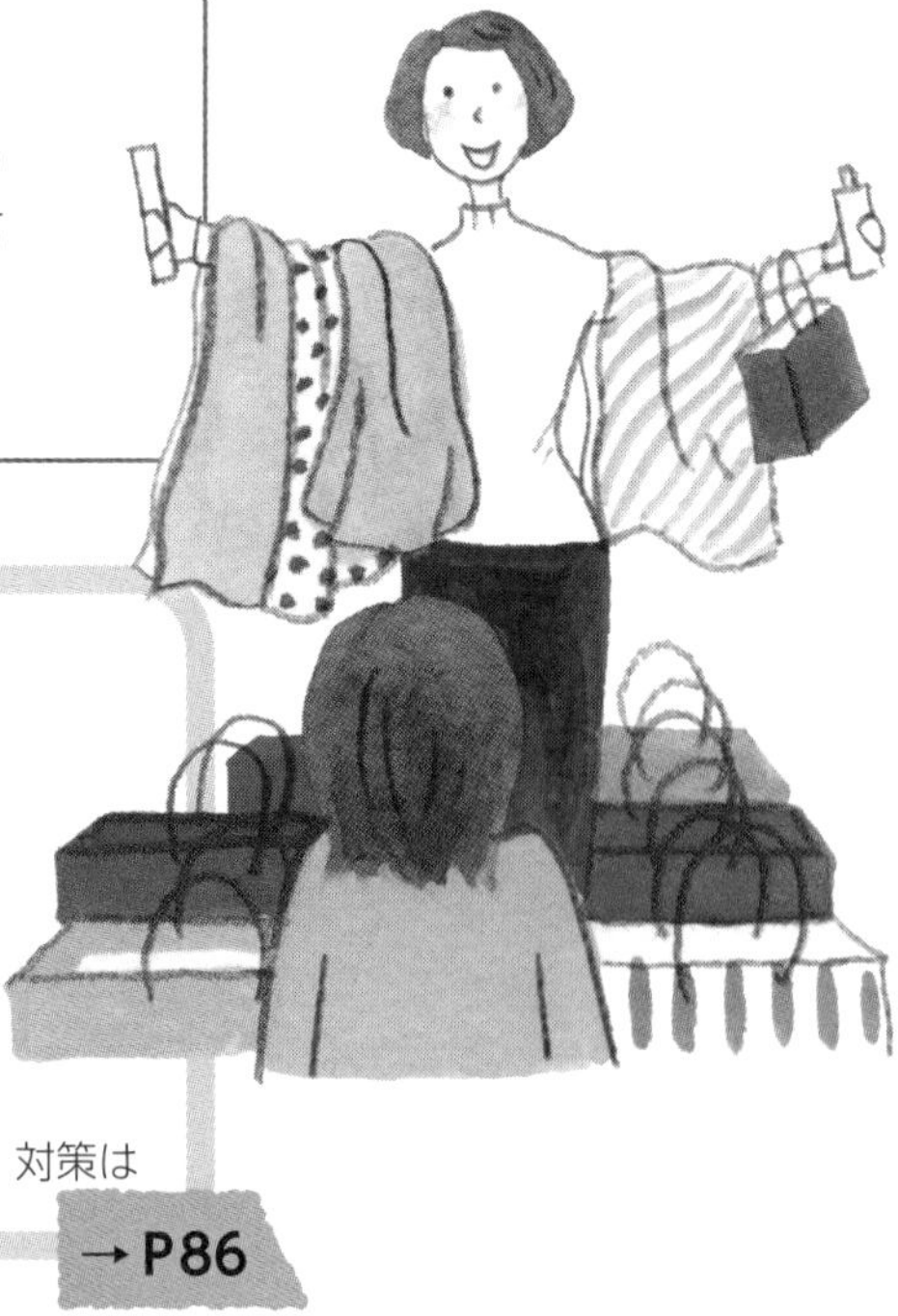

実行機能が弱いから

娘はお金の感覚が育たなかった。さらに、買い物の計画がない、衝動を抑えられない、行動のコントロールができない、自分の状況を客観的にとらえられないなど、いくつもの実行機能が弱い

対策は →P86

お金とゲームには注意しておきたい

成人してから自立を阻む大きな問題になることが二つあります。お金の概念のなさとゲーム依存です。これはだれにでもあてはまる問題ですが、発達障害がある子はとくに要注意です。

発達障害があるとゲームにハマりやすく、ゲーム依存に至ることも多いのです。実行機能の「中止する」機能が弱いので、時間を決めてもやめられません。

お金に関しては、リアルのお金のときは管理できてもカードになると管理できず、どんどん使ってしまうケースが起こりがちです。

ゲームの問題

低学年からのゲーム依存が増えています。現実社会に出ることができなくなり、体を壊すこともあります。実行機能が弱いとゲームにハマりやすいので、その子に合った対策が必要です。

ゲーム依存になる

ゲームをやりつづけて昼夜逆転したり、学校に行けなくなったりする。それでもやめられないのは、ゲームの世界なら達成感を得ることができるから。いやなことの多い現実からゲームの世界に逃げ込む子もいる。いずれも、ゲームの世界が「安全基地」になっている

背景にある親子関係

親がゲームにハマっている例も。父親はゲームに、母親はスマホに多くの時間を費やしていることもある。「ゲームやスマホがいちばん楽しい」とならないように、子どもとゲーム以外の余暇の過ごし方を考えよう

実行機能が弱いから

時間の管理ができない、行動の切り替えや中止ができない、目的ある行動ができない、衝動性を抑えられないなど、実行機能の弱さがいくつもある

対策は →P88

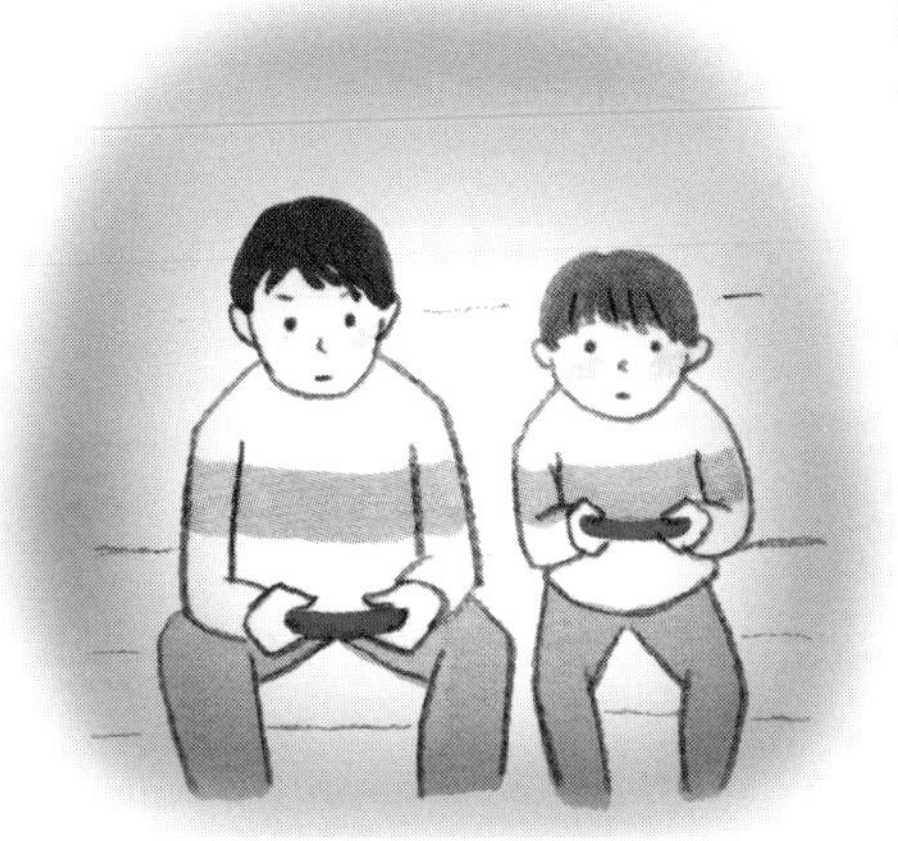

母親がゲームのやりすぎを注意しても、父親がゲーム好きで子どものゲームを野放し。夫婦げんかに

COLUMN

「なぜ働かないといけないの?」にどう答えるか

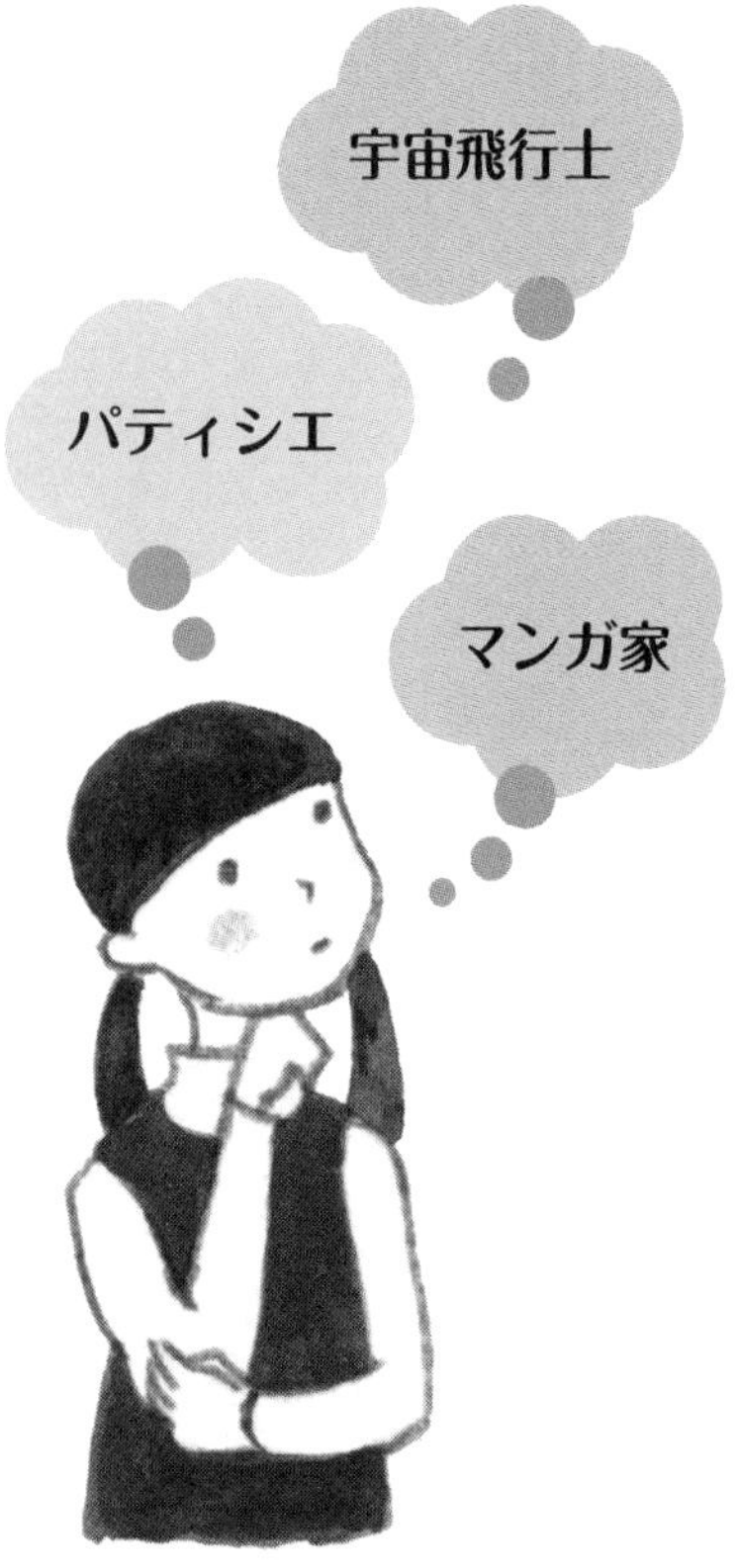

小さいうちから、「将来なにになりたい?」などと話題にするのもいい。夢がふくらむ

親に養ってもらって当然と思っている

親が小遣いを与えれば、ずっとそれが続くと勘違いする子がいます。衣食住に困らないので働く必要を感じない青年も。「人はなぜ働かないといけないの?」と子どもに聞かれたら、どう答えますか。

例えば「今ゲームをやっているネット代や電気代はだれが払っているの? いずれは自分で払わないとならないんだよ」と答えるのも一案です。

見通しを言っておくのも

「○○歳になったら、あなたは働くのよ」と、その子の成長に合わせて見通しを伝えておくといいでしょう。ただ、「自立できるか」「働けるか」と不安が強くなる子もいます。その場合はあまり話題にしないように。とくに引きこもり傾向がある場合は要注意です。

小さいときからいろいろな体験をして、「なりたいもの」のイメージがいくつかあるといいです。

5 要素別・相性別／伸ばし方ヒント

実行機能の弱い子は、小さいころから
さまざまな失敗や困難を体験します。
発達障害の子どもは、それが障害特性となっています。
この章では実行機能の伸ばし方を紹介していきます。
子どもは個々に違いますから、これをヒントとして、
それぞれの子に合うように工夫してください。

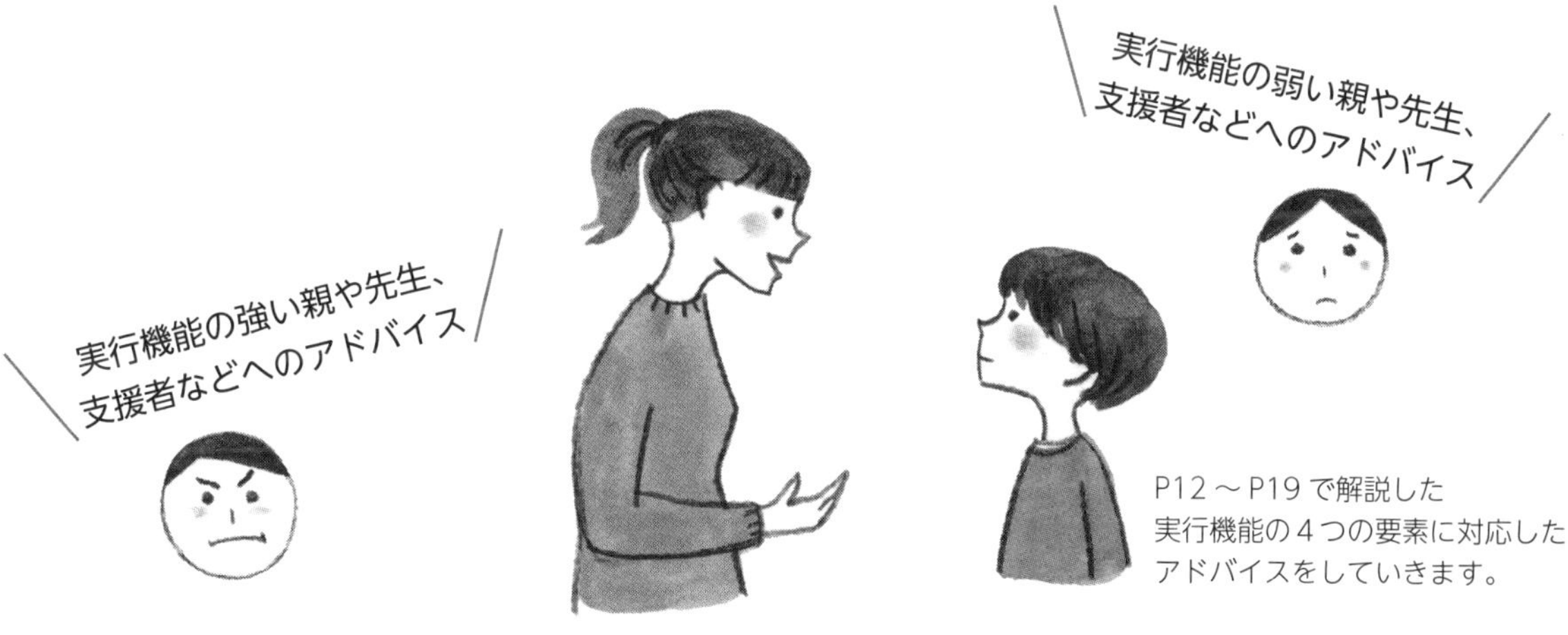
実行機能の弱い親や先生、支援者などへのアドバイス
実行機能の強い親や先生、支援者などへのアドバイス

P12 〜 P19 で解説した
実行機能の４つの要素に対応した
アドバイスをしていきます。

結果をイメージして、やる気を起こす

やるべきことをなかなか始められない。こういうときは、やっている自分や完了した結果をイメージしてみます。いわば脳でのリハーサル。できそうな気がして、やる気が起きてくるでしょう。

できる条件をイメージしよう

　できたときとできなかったときを振り返ってみます。できない理由は可能な限り取り除きます。できる条件がわかったら、その条件になるようにします。

できたとき

- やり方がわかり、簡単そうだった
- すぐにできそうな量だった
- 一度やったことがあった
- ほかにやることがなかったから
- 期日がギリギリだった

できなかったとき

- ほかに気になることがあった
- 疲れていて眠かった
- やり方がわからない
- つまらなそうだった
- めんどう
- 興味がもてない

できるための条件を整えれば改善することが多い

できるための条件を整える

やり方を教える、できそうな量にする、経験を増やす、興味を引きそうなものを取り除く、期日を早めに設定するなど

状況づくりとイメージづくりで

　ものごとを始められないのはなぜか。理由がわかれば改善できるものもあります。できたときの条件をふり返って、その条件を整えます。この方法は少し難しいので、じっくり取り組みます。

　比較的身につけやすいのは「快＋《プラス》不快のイメージ」です。子どもと一緒にやってみましょう。

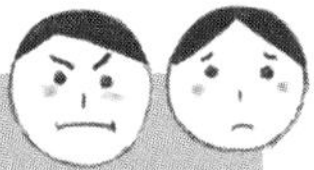

禁句

「早くやりなさい」はあまり効果がない言葉。言えば言うほど、やる気がなくなります。また、周りから「○○したほうがいい」などと言われると、やる気がなくなる子もいます。

快＋不快のイメージをしよう

完了した結果をイメージしてみましょう。すると、多くの人は、よい結果か悪い結果か、どちらかを考えます。しかし、どちらか一方を考えるより、2つを合わせて考える「快＋不快のイメージ」のほうが、やる気が起きやすくなります。

快のイメージ

やるべきことをやったら「おいしいおやつが食べられる」「好きなことで遊べる」など、よい結果をイメージするパターン。これでやる気を出そうとします。「ごほうび方式」といわれることもあります。

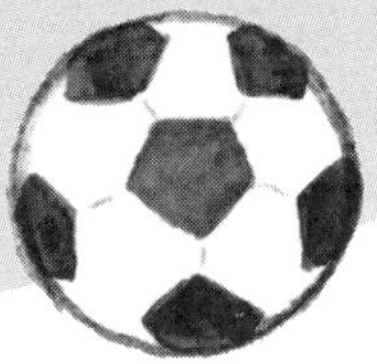

不快のイメージ

やるべきことをやらなかったら「大人に怒られる」「成績が落ちて泣く」など、悪い結果をイメージするパターン。この結果は避けなくてはならないと考えて、やる気を出そうとします。

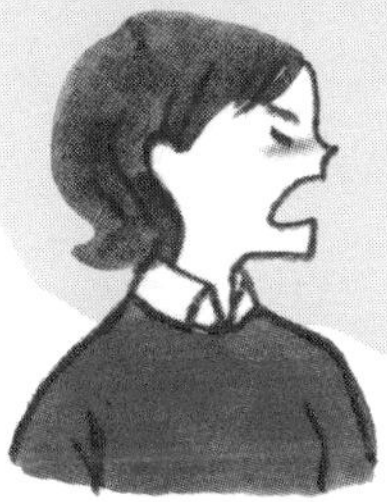

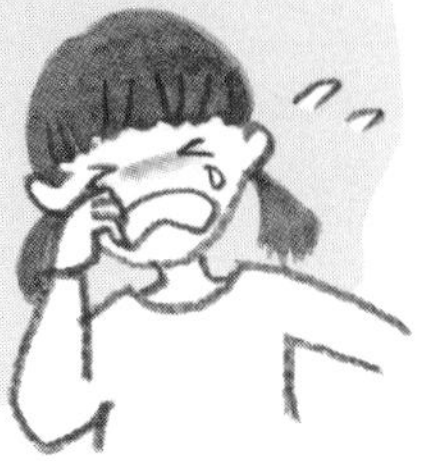

2つを組み合わせる

快＋不快のイメージ

快のイメージと不快のイメージの両方を組み合わせると、より有効です。例えば「今勉強すれば、後でサッカーをして遊べるし、大人に怒られなくてすむ」といった具合です。

大人は、このイメージがわきやすいしくみをつくりましょう。例えば、ごほうびを思い出すようにサッカーの写真を貼るなどです。

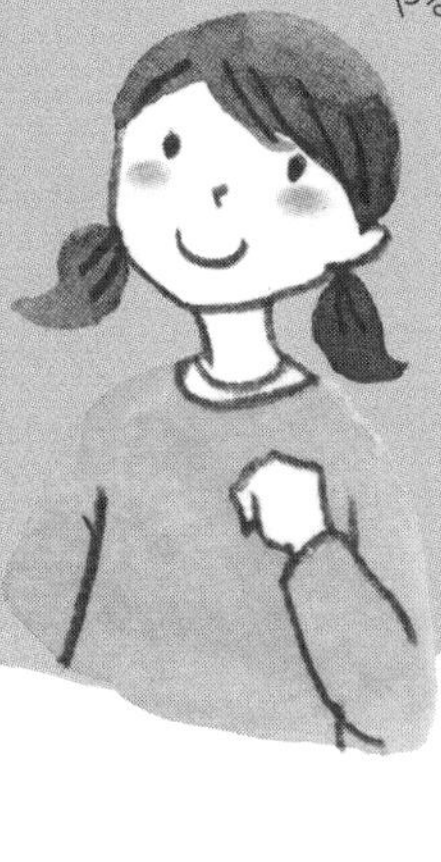

ハードルを下げて達成感を得やすくする

「とてもできそうもない」と思うと、やる気はしぼんでしまいます。「これならできそうだ」と感じられる高さのハードルにしましょう。完了させて得た達成感は、次のやる気につながります。

とべそうなハードルを示してみせる

ゴールを決めたら、そこまでをいくつか短めに分けて、低めのハードルを置きます。実力より少し高く、少し遠くです。最初のハードルを示せば、とべそうな気になって走りだせるはず。

ゴールまで一気に走っていかなくていいのです。ゆっくり休みながらクリアしていきましょう。

目標は具体的にする

めざすところは具体的に示すほうが、イメージしやすくなります。目標は「発達の最近接領域（→P42）」を参考に。自分でできるか、少しサポートすればできるところを目標にします。

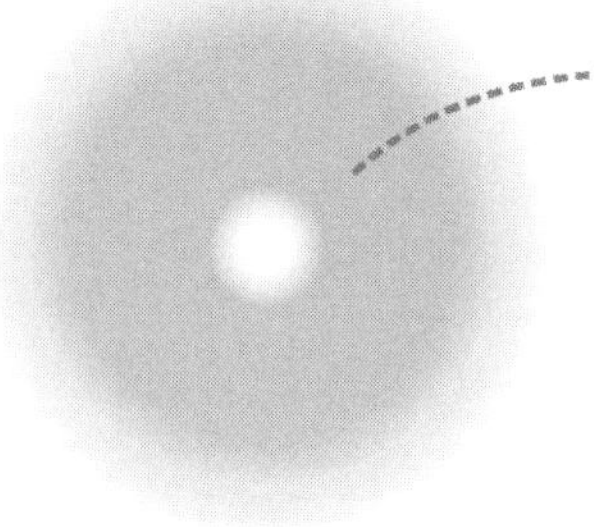

最近接領域で考える

発達障害がある子や実行機能の弱い子は、「他者の助けがあればできる」ことが多い。目標はこの領域の中で立てる

実力＋１の課題

本人も少しがんばり、周りも少しサポートすればできる課題

目標は具体的に

大きく漠然とした目標を理解するのは苦手。「成績を上げよう」より「来週の算数のテストで70点とろう」などと具体的な点数にすると、理解しやすい

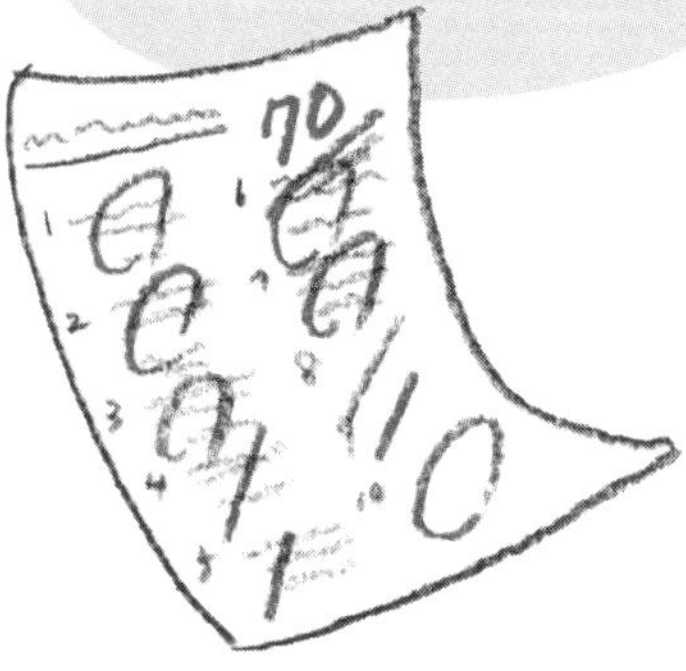

目標を達成したら、おおいにほめよう

ゴールまで細かく分ける

ゴールを決めたら、達成する段階をいくつかに分けます。ひとつひとつの目標をクリアしやすくなるうえ、達成感を得られる回数が増えます。

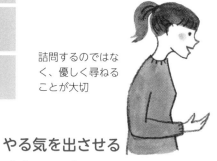

完了させたいものごと

やることをブロック分けする

集中できる時間や、処理できる量を考えて、ゴールまでの作業を分けます。少しのがんばりと少しのサポートでできるように分けることが、成長につながります。

最初のハードルを決める

最初のハードルがみえると、安心できます。このとき「〇時までにやろう」と時間の設定もします。スムーズにやりはじめられる環境を整えることも考えましょう。

→

やる気を出させる

「どうすればできそうかな」と尋ねてみます。やり方を工夫して、それならできそうだと思うことで、行動しやすくなります。主体性が育てば、尋ねなくても、本人が考えるようになるでしょう。

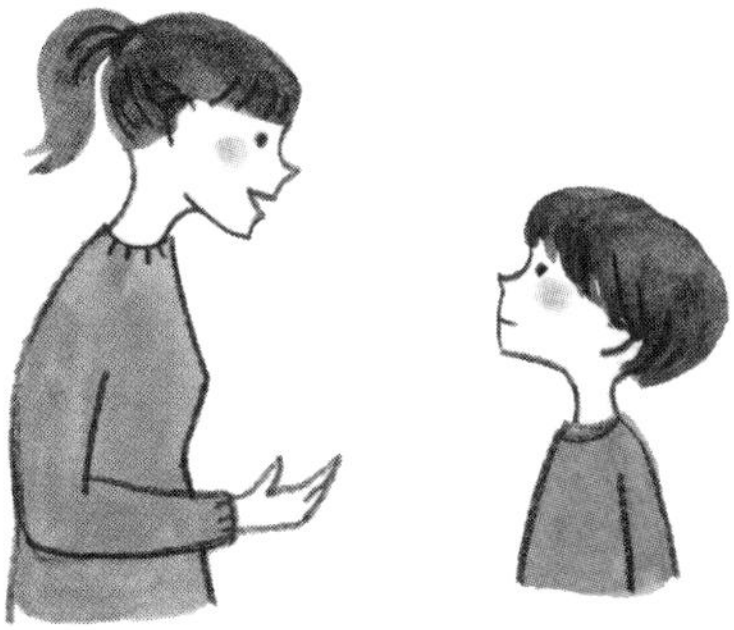

詰問するのではなく、優しく尋ねることが大切

分け方を細かくしすぎない

ゴールまでをたいへん細かく分けてキチキチと管理するのは、子どものストレスになります。

一緒に考える

ゴールまでをどのくらいの回数や量で分けるかが、親にもわからないかもしれません。子どもと一緒に考えましょう。

子どもの体調にも気をつけて

睡眠不足や疲労があると、やる気は出ません。食事をきちんととっていますか。スナック菓子を食べすぎていませんか。とくに朝食は必ずとりましょう。また、夜遅くまでテレビやスマホをみていたり、心配ごとで眠れなくなっていたりしないでしょうか。睡眠不足は疲労の蓄積や食欲をなくす原因になります。熟睡できているか、注意してみましょう。

スケジュールをつくり、管理する

実行機能の弱い人は、スケジュールを立てて、そのとおり進めることがたいへん苦手です。スケジュールをつくるといっても、なにから始め、どういう順番で進めたらいいかがわからないのです。

やることに時間を割りあてる

スケジュールは、やることをすべて挙げ、期日までの時間をみて、ひとつひとつの作業に割りあててつくります。このとき、時間の見積もりや、優先順位のつけ方がわからずに、スケジュールがつくれないことが多いようです。

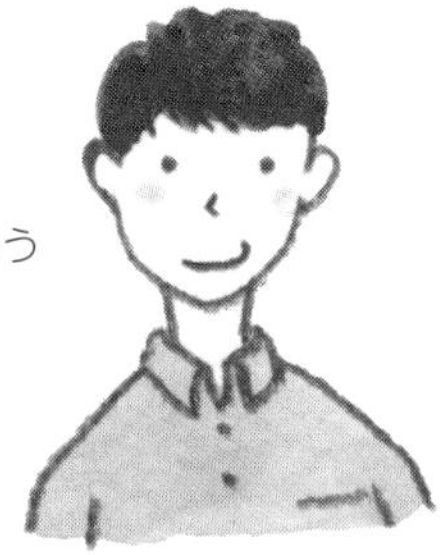

先生を頼ろう

先生に頼む

宿題など学校の課題は、どういう順番で進めるか、いつまでに仕上げるかなどスケジュールを先生に相談してみましょう。子どもから先生に相談して、進め方を親子で共有します。

友だちと一緒に

子どもと同年代の友だちのなかに、スケジュールづくりの得意な子がいたら、一緒につくるといいでしょう。スケジュールができたら親子で共有します。

得意な人につくってもらう

実行機能の弱い親にとっては、スケジュールづくりと管理は、かなり難しいでしょう。得意な人はいるはずです。自分の苦手さを認めて、得意な人に頼んでみましょう。そのスケジュールに沿って、子どもの進み具合をみていきます。

弱みをみせられる友だちなら頼みやすい

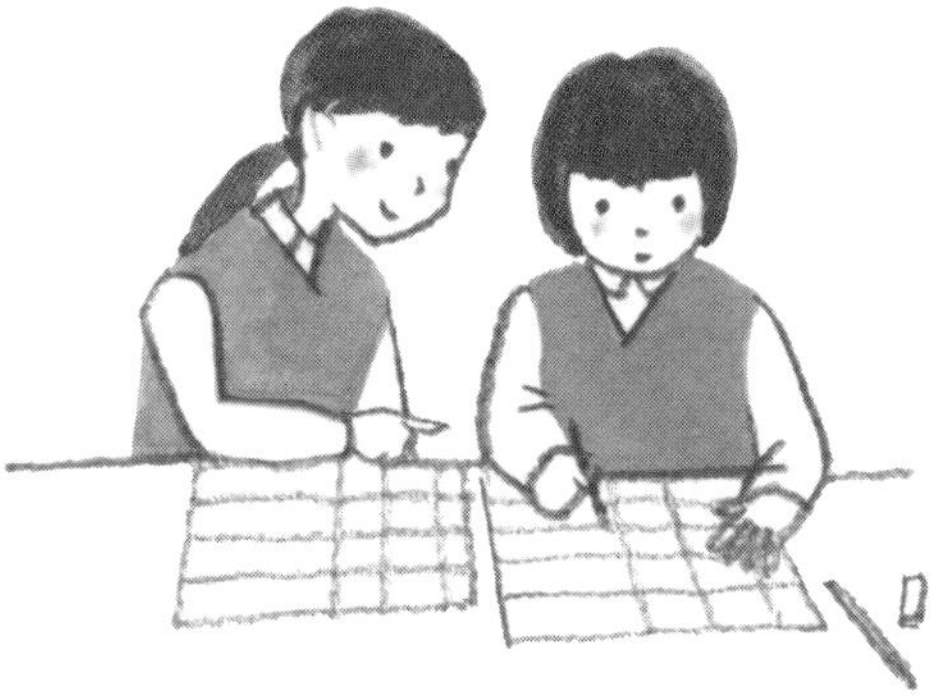

ムダな時間をチェック

一日のなかでムダな時間を過ごしていませんか。例えば下記のようなこと。時間を有効に使いましょう。

- テレビを長時間ながめる
- ゲームを長時間する
- ネットサーフィン
- 長電話をする
- 寝ぼうをする
- おやつの時間が長い

TODOリストをつくる

スケジュールをつくり、管理するには、まず、やることを書き出してみます。TODOリストです。

やることを書き出す

いつまでに、なにをするか、全体を把握します。メモでよいので、やることを全部書きます。次に、完了までの順番を考えて、並べかえます。複数の作業があるなら、優先順位をつけます（下記参照）。

↓

時間を割りふる

やることひとつひとつ、どのくらいの時間が必要か見積もります。完了させるまでどのくらいの時間があるかをみて、それまでに完了するよう調整します。締め切り日を書きます。

作業の順番は考えるまでもなく決まっていることもある

夏休みの宿題の工作計画
8月10日までに完成

- なにをつくるか決める
- 材料集め
- つくる作業

- なにをつくるか決める
  3日→7月31日
- 材料集め
  3日→8月3日
- つくる作業
  7日→8月10日

時間の余裕をみることが重要。できたリストはみえるところに貼っておこう

優先順位をつける

親も優先順位のつけ方に迷うでしょう。「○○をしておかないと◎◎ができない」という考え方をします。複数の作業の場合は右記を参考に。

監視しない

「サポート」が「監視」にならないように。「遅れている」と怒らないよう、スケジュールには余裕をもたせます。「あと5分で出発の時間よ」などリマインドを。

優先順位

1. すぐやること
2. なるべく早くやること
3. あとでもいいこと
4. いつでもいいこと

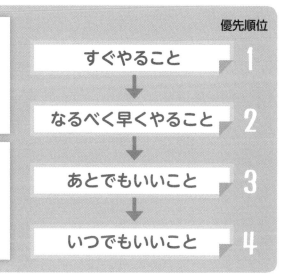

ものや情報の整理のしかたを工夫する

片づけは、計画立案の「情報の取捨選択」という実行機能のひとつ。ものという情報を整理すると、作業が効率よく進められるようになります。きれいさより便利さを考えて整理しましょう。

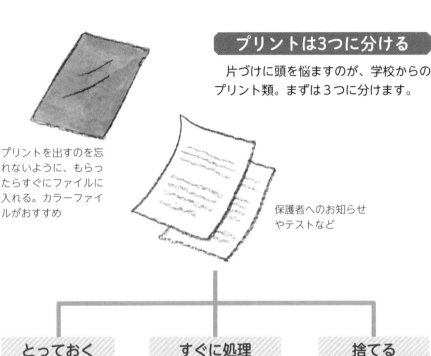

プリントは3つに分ける

片づけに頭を悩ますのが、学校からのプリント類。まずは3つに分けます。

プリントを出すのを忘れないように、もらったらすぐにファイルに入れる。カラーファイルがおすすめ

保護者へのお知らせやテストなど

とっておく

しばらく必要なもの
大事なもの
テスト
など

↓

学期ごとに整理

学期が終了したら、もういらなくなるものがある。長期休みの初日など整理する日を決め、いる・いらないを判断して整理する

すぐに処理

返事を書くもの
日程はカレンダーに書く
など
処理したら、いる・いらないを判断して分ける

捨てる

目を通したら捨てられるもの
情報としてさほど重要でないもの
など

捨てられないことがネックになっている

「片づけが苦手」という人の多くは、ものが多すぎることが第一の原因です。子どもと一緒に、いらないものを捨てましょう。ものを減らさないと、整理できません。

いるものは、それぞれ置き場所を決め、いるかいらないかわからないものは「保留」にします。

「いるもの」を片づける

ものは、「いるもの」「いらないもの」「わからないもの」の３つに分けます。わからないものは「保留」にして、箱やカゴなどにまとめておき、ときどき見直します。

そのうち「いるもの」の片づけは右記のように、「よく使うもの」「あまり使わないもの」に分けます。

分ける

いるものは、ふだんどのくらい使うかを考えて、置き場所を決める

よく使うもの

取り出しやすいところを定位置に

文房具、家のカギなどは、置き場所を決める

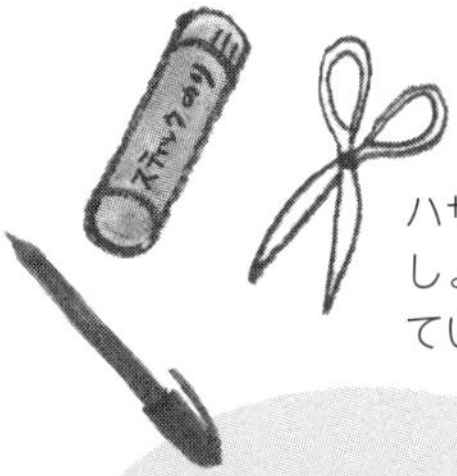

ハサミやペンなどしょっちゅう探していないだろうか

戻す

使ったら必ず、定位置に戻す

あまり使わないもの

置き場所を決める

ふだんは使わないけれど必要なもの。どこにあるかがわかるように定位置を決めて、しまっておく

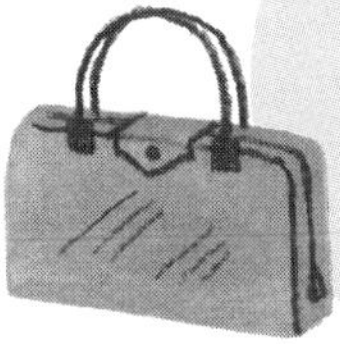

書道セットはその一例

気がすんだら捨てる

思い出の品など、捨てづらいものは思い出箱にしばらくとっておいても。「もういい」と思えたら処分する

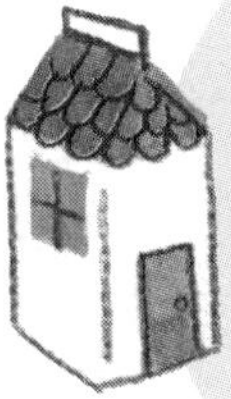

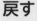

がんばった工作。撮影してデータ保存するのもいい方法

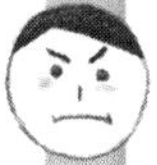

分けるのは「ざっくり」で

全部をきっちり整理させようとしないで。とっておくものはカゴや箱にポイポイ入れるぐらいでいいのです。

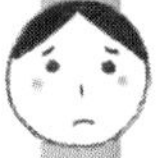

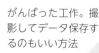

先生に相談も

親自身が「片づけられない」場合は、得意そうな先生やママ友などに、片づけ方を教えてもらいましょう。

なにが注意散漫にさせるのかを認識する

注意していても聞いていられない、勉強していても気が散って続けられない。注意散漫になるのは、光や音、ものなどの刺激が多すぎるから。刺激を減らして、集中できる環境を整えましょう。

気になるものは個々に違う

集中できる環境は人によりけりです。光や音についても、明るいほうがいい、暗いほうがいい、静かでないとダメ、少し音があると集中できるなどさまざまです。ただ、ものが注意散漫の原因になることは共通しています。

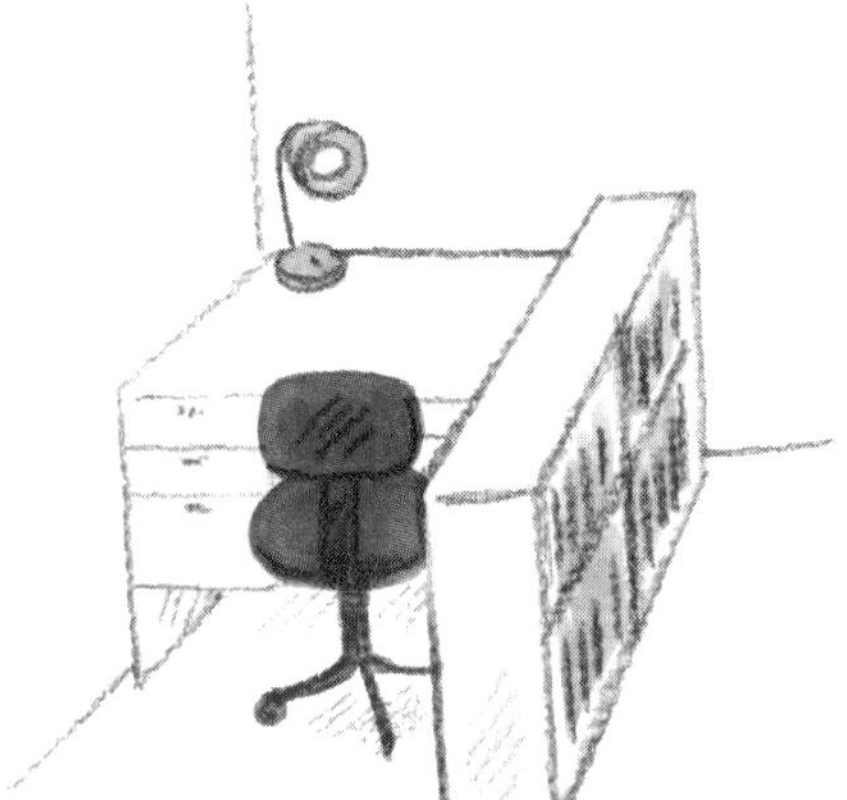

なにもない壁に向けて机を置く。本棚は裏向きに置けば、マンガがみえないし、とり出すのにひと手間かかる

学校や家庭では

光、音、ものの刺激を減らすようにします。音が苦手な場合、学校にはヘッドフォンの使用を認めるなどの合理的配慮を求めることもできます。そのほか、下記のような例があります。

学校では

窓際や廊下側の席は気が散りやすいです。外の景色、人の出入り、壁の掲示物などに注意がいってしまいます。

対策

教室の真ん中で前のほうの席にします。座っていられない子は、授業中に前に出て黒板に書くなど、少し体を動かす機会をつくります。

家庭では

親がいると安心するけれど、みられていると落ち着きません。発達障害のある子は、リビングで勉強するのは向きません。

対策

個室かマイ・スペースを確保します。壁にはなるべくものを貼らないように。ゲームやマンガなどはひと手間かかる収納法にします。

興味を引くものへの対策を

興味を引かれるものがあると、「やりたい」「手にとってみたい」という衝動を抑えることができません。「ちゃんと集中してやりなさい！」と叱るのではなく、注意散漫になる原因への対策を講じておきましょう。

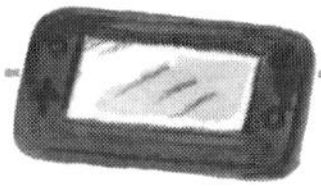

ゲーム

帰宅したら始め、遅くまで遊んでしまうほどの魅力があります。時間などやるルールを決めて守るのが原則です。

対策　勉強を先に。勉強をするときは親が預かっておきます。遅くとも寝る1時間前にはやめます。

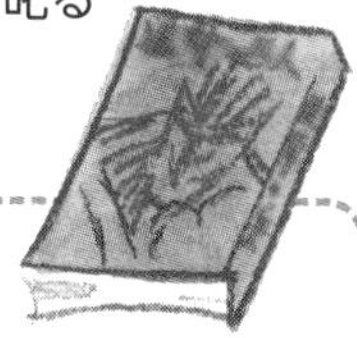

マンガ

親が気づかないうちに読みふけっていることがあります。時間や曜日、1話だけなど、読むルールを決めておきます。

対策　簡単に取り出せないようにするなど収納に工夫を。一度読んだらしまっておくのも。

テレビ

テレビには光や音、動く画面など興味を引く要素が満載。テレビがついているリビングでは、集中して勉強などできません。

対策　だらだら見は厳禁。番組表などを参考にみる番組を決めて、それ以外のときはスイッチを入れないようにします。親も同様です。

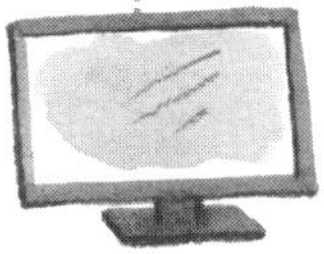

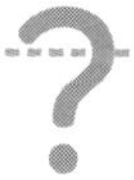

なんとなくやらない

興味を引くものがないので、ウロウロしていることがあります。不安など、もの以外の原因がないか見直しましょう。

対策　難しい、量が多いなど課題に原因があることも。やっていたことに戻るなら、少しの間の立ち歩きは許容してもいいでしょう。

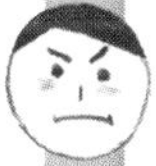

子どもの好きなものを認めて

「なぜこんなものが好きなのかわからない､気が散るし」と処分しないで。子どもが大切にしているものを大切にすることで、信頼関係が深まります。

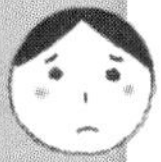

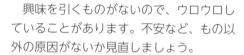

子どもの前でやらないで

子どもが勉強しているところでゲームで遊んだり、テレビをみたりするのは、「やろう」と誘っているようなものです。

タイマーなどの機器を利用する

一日の時間を有効に使うには、時間の管理が欠かせません。ところが実行機能が弱いと、時間の概念そのものがうまくつかめていないことも。弱点は便利な機器を利用してカバーしましょう。

まず、集中時間を知る

時間の管理の第一歩として、子どもが集中できる時間がどのくらいなのかをつかみます。なお、一般的に、小学校低学年で15分ほど、高学年でも30分が集中の限度といわれています。

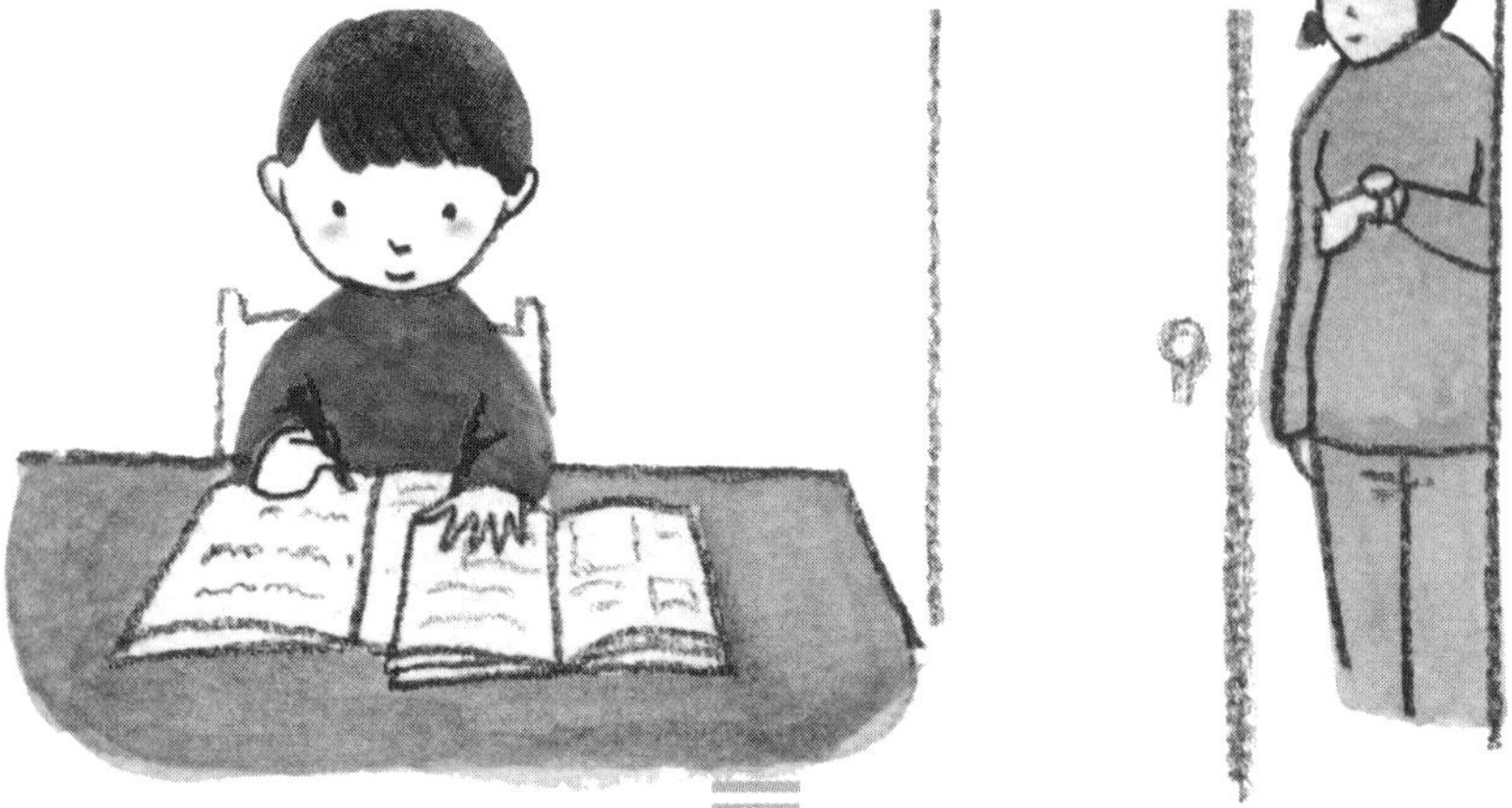

何分くらい集中できるかを、そっとみてみる

集中時間を1クールとしてスケジュールをつくる

時間の管理に道具を利用する

やっていることを続け（オン）、必要なときに中止する（オフ）実行機能は、時間を有効に使って完了させるのに必要な能力です。時間をうまく使うとは、時間を管理するということ。タイマーを使って時間を管理し、オン・オフのタイミングをつかみましょう。

アナログ時計を

時間の管理が苦手なのは、時間そのものの概念が弱いこともあります。デジタル時計よりアナログ時計のほうが時間を感覚としてつかみやすいので、おすすめです。

休みをとりながら

　集中が続かない子もいます。ものごとを完了させるには、適宜休憩をとりながら進めましょう。時間を有効に使うとは、休まないということではありません。

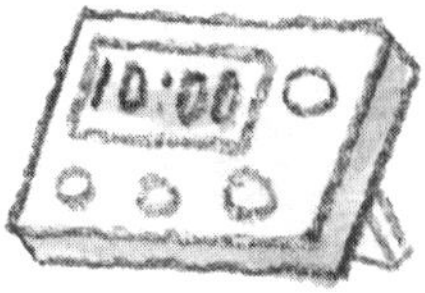

タイマーで時間を管理。継続と切り替えがスムーズに

どのくらいの時間がんばれば休めるかがわかっていると集中できる

集中｜休み｜集中｜休み → 集中｜休み → 集中｜休み｜集中

休みが終わる時間に合わせてタイマーを鳴らすとよい

ときには違うことをして気分を切り替えると集中できる場合がある

スイッチをオフにする

　やっていることを切り替えたり中止したりするのは難しいでしょう。スイッチをオフにするには２つの方法があります。「快＋不快のイメージ」（→Ｐ71）と同様に、２つを組み合わせると有効です。

もっといいことを考える

　やめることで、もっとよいことができる場合もあります。例えば、やめて寝ると翌日は元気に過ごせる。毎日ジュースを買うのをやめれば、貯金できて高価であきらめていたものが買えるなど。

いやなことを想像する

　やめないと大変な事態が起こることを考えます。例えば、やめて寝ないと翌日はだるくてつらい。アイスを好きなだけ食べるとおなかをこわすなど。

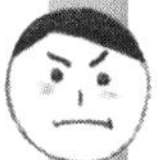

少しは融通を

　１分のズレもなくきっちり管理するのではなく、少しは融通をきかせましょう。

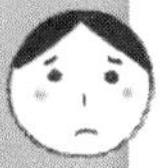

親もタイマー利用を

　家事や仕事で時間の管理が苦手なら、タイマーを利用することをおすすめします。

柔軟に軌道修正しながら効率的に進める

気がそれたときには、本来やるべき行動に戻します。気がそれたことにも気づかない子には、それていることを伝え、軌道修正するようなサポートが必要です。

「今やることは？」と声かけ

本人は気分や状況に流されていることに気づいていないので、周りが気づかせます。詰問調ではなく、やんわりと声をかけましょう。

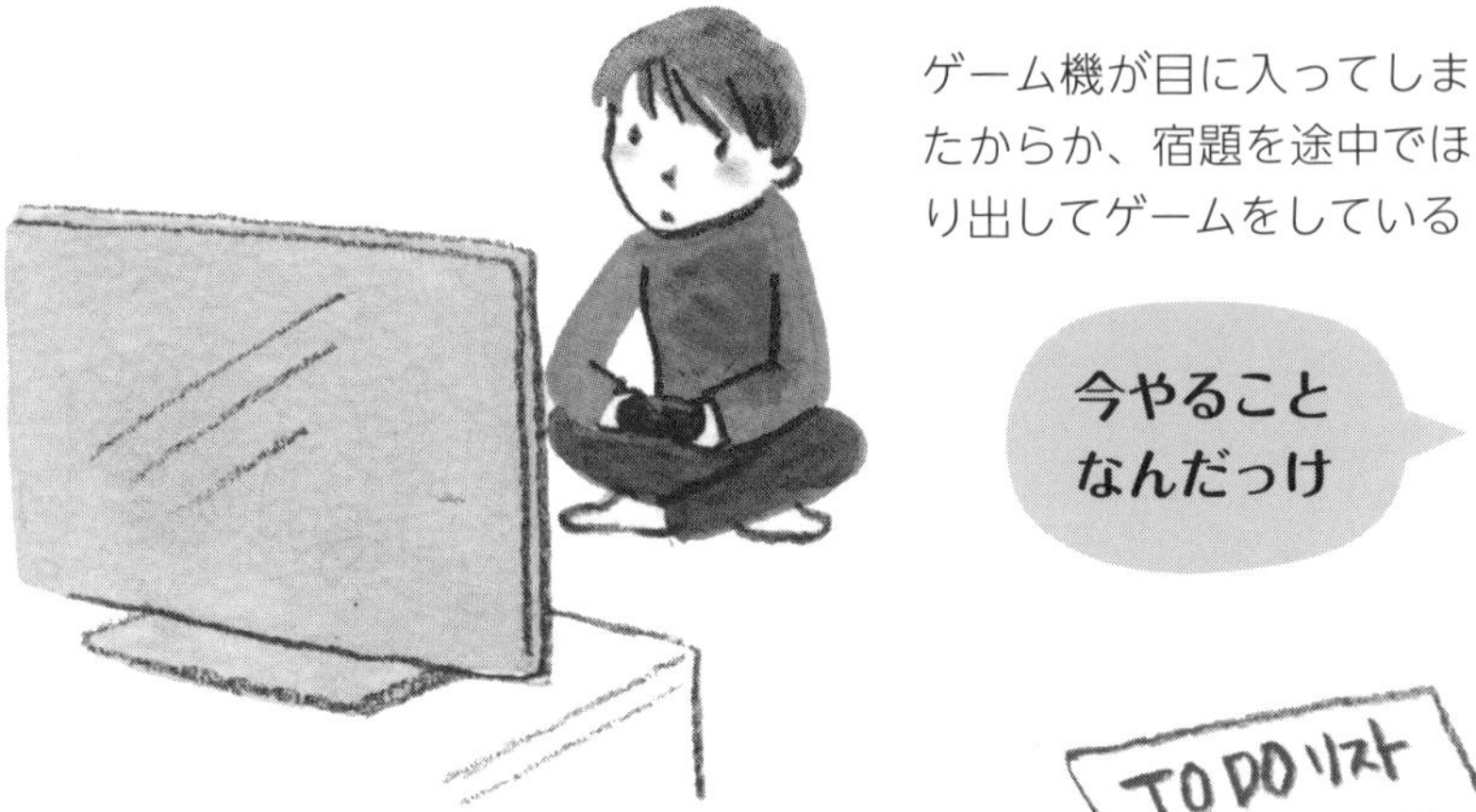
今やること
なんだっけ

ゲーム機が目に入ってしまったからか、宿題を途中でほうり出してゲームをしている

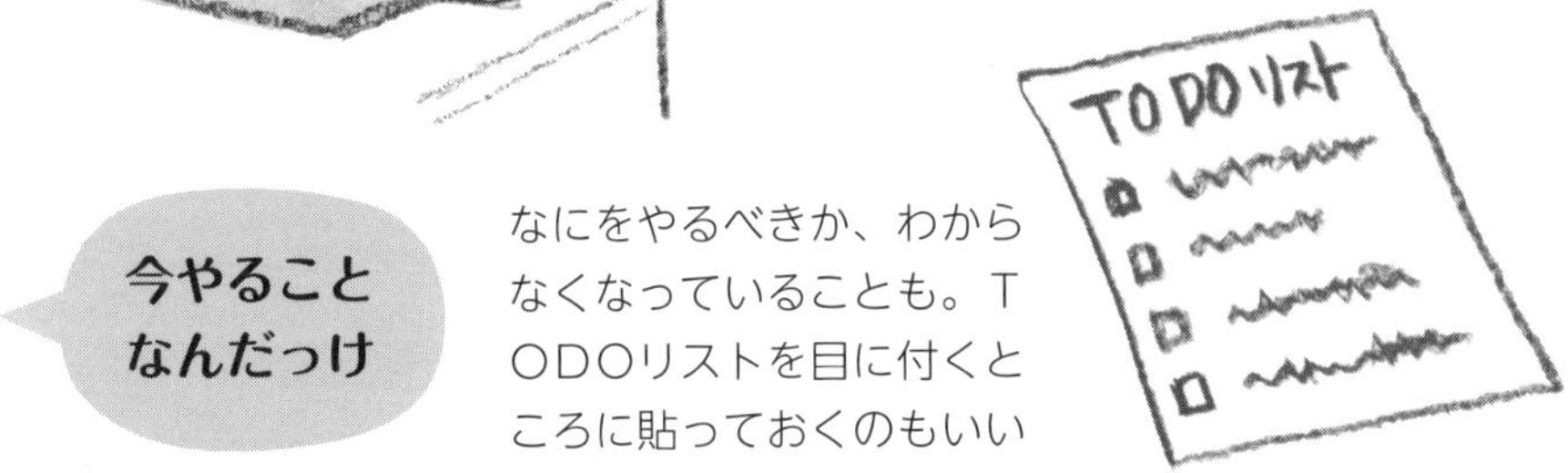
TODOリスト
今やること
なんだっけ

なにをやるべきか、わからなくなっていることも。TODOリストを目に付くところに貼っておくのもいい

気が散る一方、気が変わらない

別のことに気をとられていてやるべきことはどこへやら。一方、最初のやり方が変えられず、進まなくなっていることも。

状況をみて行動を修正したり調整したりできるようにサポートします。少しでも自分でできるようにサポートしましょう。

字を雑に書くなら

さっさと終わらせたくて、字を雑に書く子がいます。読めないこともありますし、いいかげんにすませるクセがつくのも困ります。字を「きれいに書きなさい」より「ていねいに書こう」「ゆっくり書こう」とアドバイスするほうがいいでしょう。

予定にこだわらない

予定が変更されると思考がついていけず、行動が止まったり、パニックになったり、拒否したりすることがあります。「予定は未定のもので、変更することもある」と、柔軟に受け取れるようにサポートします。

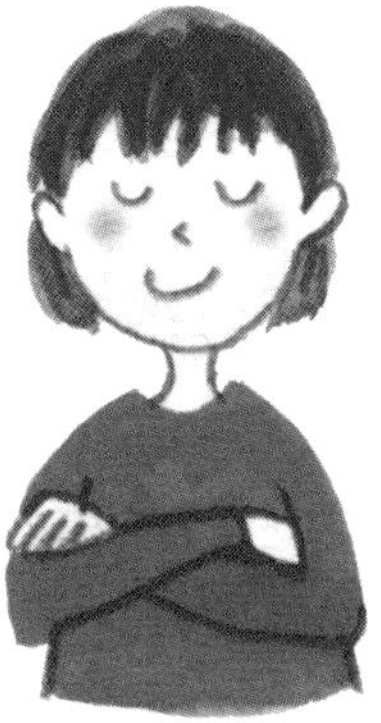
「しかたがない」
とわりきること
ができるように

わりきる気持ちをもてるように

楽しみにしていた予定が変更になると、落胆するでしょう。「予定は未定のもの」とわりきれるよう、まず親がわりきります。また、行楽などの予定を立てるときには、中止や変更時の案も用意しておきます。

代わりのものがあると気づかせる

不測の事態が起こって予定どおりに進まないとき、予定にこだわるのではなく、代わりのものでできないか工夫します。臨機応変に対応する能力が育ちます。

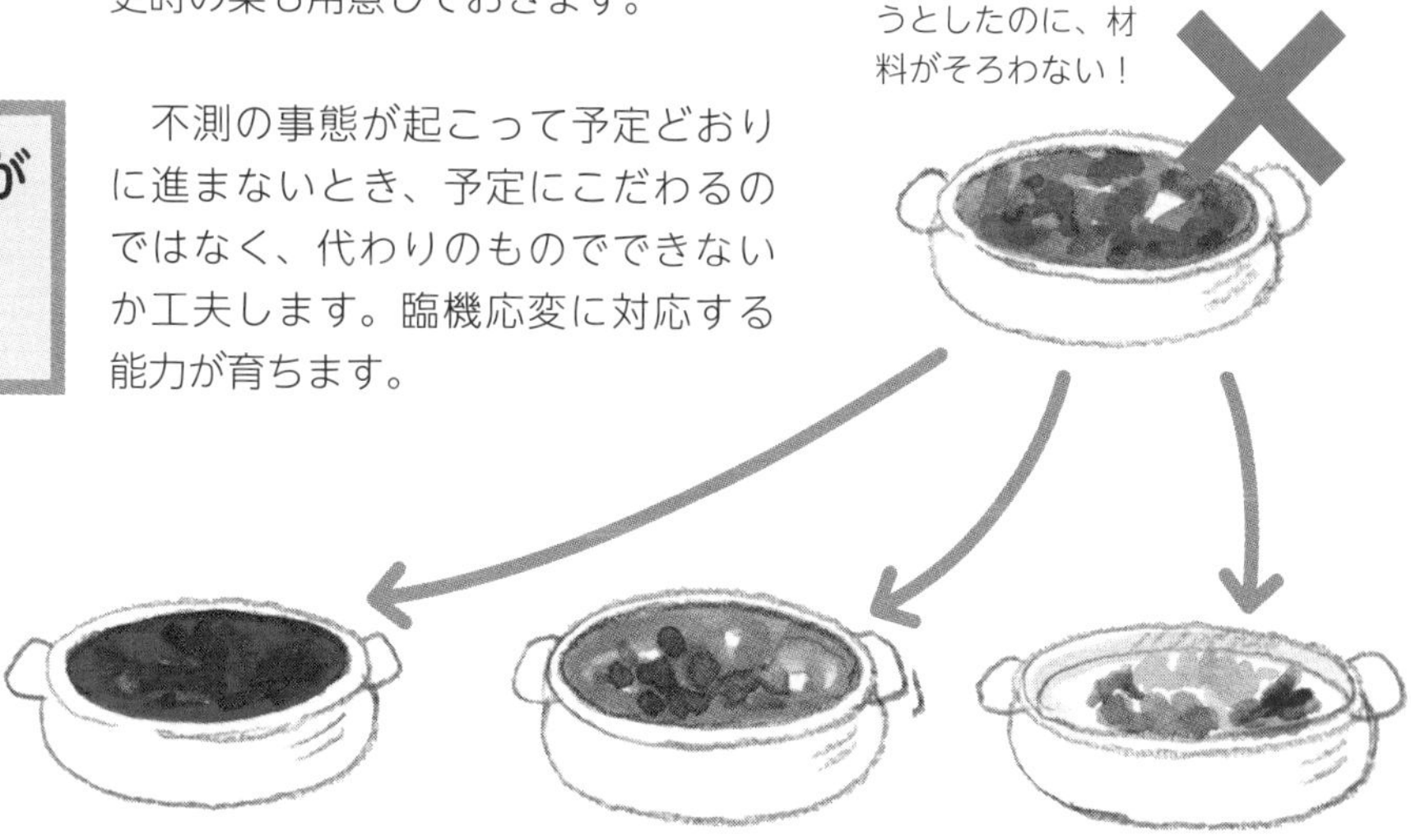
キムチ鍋をつくろうとしたのに、材料がそろわない！
トマト鍋やカレー鍋、水炊きでもいいのでは？

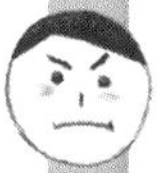

ときどきレールに戻す

子どもの行動がそれたらすぐに戻そうと、監視しないように。ときどきチェックしてレールに戻すくらいがちょうどいいでしょう。

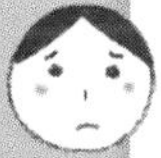

焦らない

親子ともせっかちだと、効率を考えて焦ってしまうこともあります。「ゆっくり」「落ちついて」を心掛けましょう。

自分を客観的にみることができるように

自分を客観的にみるのは、とても難しいことです。そもそも、自分のことがよくわかっていない子も少なくありません。まず、自分について考えてみます。他者の意見を聞くことも役立つでしょう。

成功体験を思い出させる

「なにをやってもうまくできない」などと、多くのことに苦手意識をもってしまっている子がいます。客観的に自分をとらえることができるように、まずこりかたまっている苦手意識をとりましょう。

失敗の経験

失敗したときに怒られてばかりいると、苦手意識が強固なものになる

苦手意識

苦手意識をとる

「もしかしたらできるかもしれない」と感じられるような質問をしてみましょう。過去のうまくいった経験を思い出すことができれば、失敗は100%ではなくなります。

いつも苦手だったっけ？

うまくできたことあったよね？

弱点を含めた「自分」を知る

自分を客観的にみる力が弱いと自分の弱点がわからず、問題だと思えないので、実行機能のトレーニングをする意味が本人には感じられないでしょう。

弱点を自覚できたら、弱点を含めた「自分らしさ」を大切にしたいものです。

ケガに注意

状況を客観的にみる力が弱いので、ケガをすることが多くなります。道路をわたるときには「右、左をよくみる」などとくり返し教えます。自転車に乗るときの注意点も細かく教えておきます（警察庁 Web サイトのキッズページがおすすめ）。

個性をみつけよう

「自分らしさがわからない」という子の多くは、自分のいいところがわからなくなっています。弱点はあるけれど、いいところもたくさんあるはず。個性をみつけましょう。

直したいところ
- だらだらとテレビをみている
- ランドセルをすぐ片づけない
- おやつを食べすぎる

自分のいいところ
- 明るい
- 友だちがいっぱいいる
- 楽しいことを思いつく

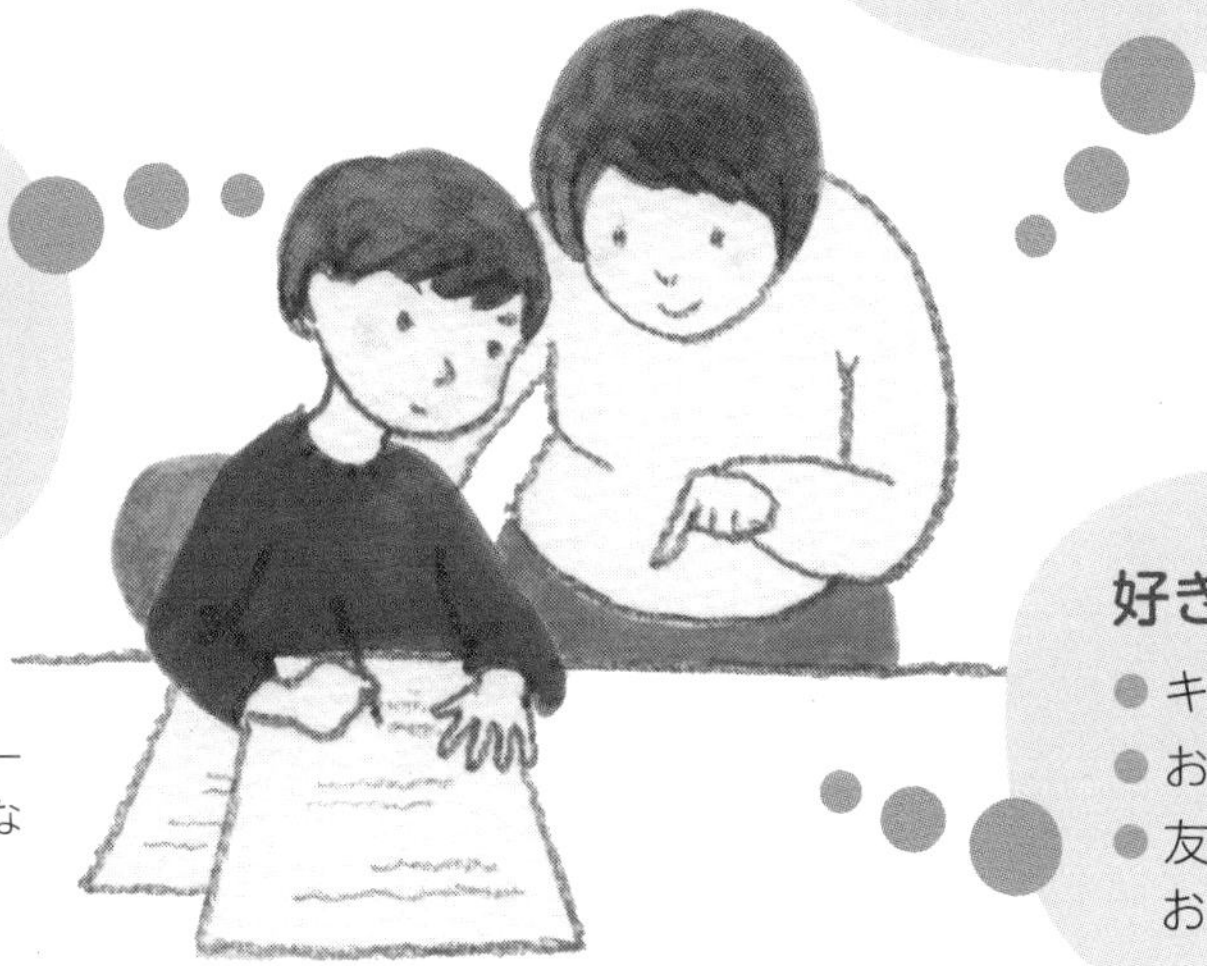

好きなこと
- キャンプ
- お笑い番組
- 友だちとおしゃべり

親子で「自分さがしシート」をつくって相談しながら記入するのもよい

疲労のサインに注意する

疲労は実行機能を低下させます。自分で疲労や体調の変化に気づきにくい子が少なくありません。周りが注意し、疲労のサインがみえたら休ませましょう。

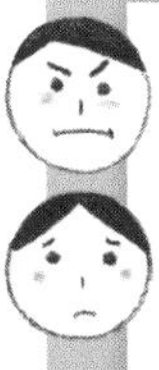

異なる意見に耳を傾けよう

「この子のことは私がいちばん知っている」などと思わず、ほかの人の意見を聞くようにしましょう。複数の先生や、発達障害をよく知っている医師のほか、親子と一定の距離を保っている第三者の意見が役に立つこともあります。

サインの例
- 食欲がない
- 反応（返事）が遅い
- ため息をつく
- 落ち着きがなくなる
- 悲しそう
- イライラしている

小遣い制にして、お金は有限だと教える

使う前に結果を予測して行動を調整したり、ものを買うために計画を立てるなど、お金の管理にはいくつかの実行機能がかかわります。お金の使い方は子どものころから身につけたいものです。

渡す金額を決める

お金は自然にわいてくるのではなく、限度があるものだと実感することが大切です。決まった金額を小遣いとして渡し、本人にやりくりさせます。

小遣い制
1ヵ月、1週間など期限と金額を決めて渡す

お手伝い制
家事などを手伝った報酬として渡す。報酬額は決めておく

お金には限度がある

大切に使おう

「ほしい」で買っていたらお金があっという間になくなる。管理の大切さを知る

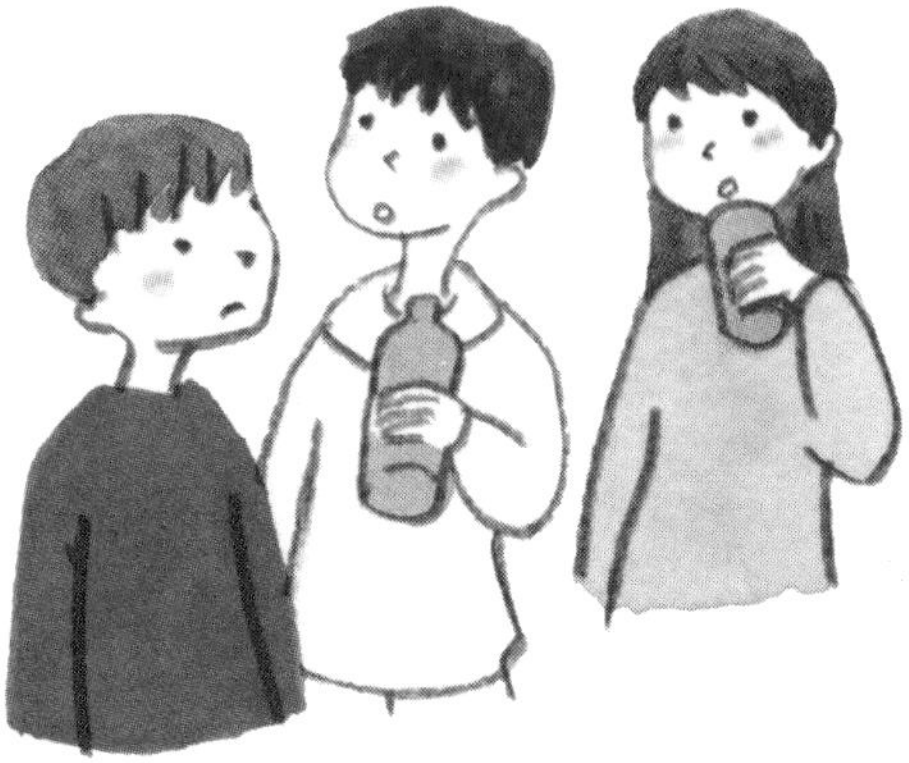

ジュースを買おうと思ったのに、ガチャを5回やって小遣いを使い果たし、財布が空っぽ。あきらめるしかない

使えるお金の枠組みをつくる

社会人になり自分で働いて収入を得る前に、生活するにはお金がかかるし、お金には限度があるということを、感覚として身につけておくことがとても大切です。

小遣いを渡して、お金を計画的に使うように教えます。最初は、なにに使ったか、親にわかるようにしておくとよいでしょう。

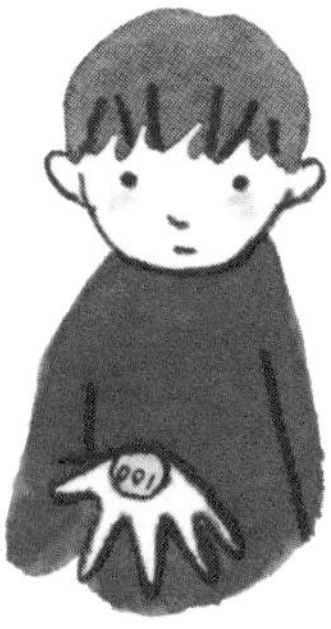

「今月はあと100円しかない」などと、実際のお金で有限だと体験をさせることが、カード破産の予防にもなる

早めに教えておきたいこと

子どものころは小遣いの管理ですみますが、成長にともない、お金の問題は大きくなってきます。とり返しのつかない事態にならないよう、早めに教えておきましょう。

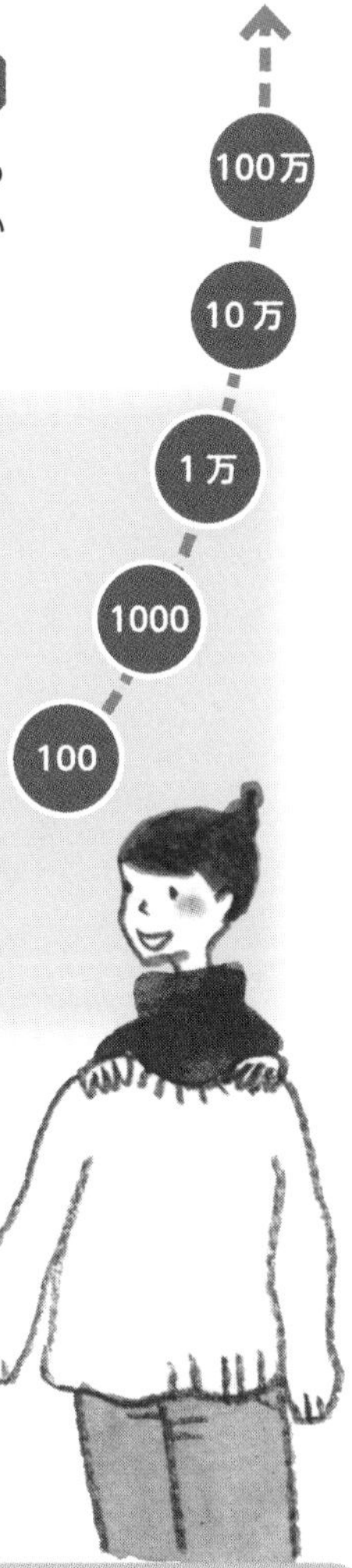

カード

発達障害のある子は、想像力が足りなくて目にみえないお金の流れがつかめない傾向がある。カードは18歳から使えるようになる（高校生を除く）。現金だけを扱う段階で、なにか買ったら自分のお金が減ることを理解させておきたい

自己破産

「お金を貸して」が、子どものころは100円でも、ライフステージが上がるにつれ10万、100万円と桁違いになっていく。自己破産に至ると、ローンが組めないなど社会生活に支障をきたす。借金に抵抗感をもたないのは危険なので、少額でも安易に貸さない

詐欺

想像力の不足があると、人の言うことをそのまま受け取ってしまい、その言葉の裏の意味を読めない。詐欺にあいやすい傾向があるので、高額な出費のときには、必ず家族に相談する習慣を身につける

「お似合いですよ」といったセールストークを真に受けて、カードでどんどん買い物をしてしまうこともある

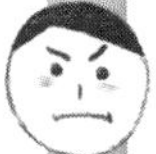

使い道にあれこれ言わない

なにを買ったかわかるようにしておきますが、買うものには口を出さないように。不要にみえるものを買っても、小遣いの範囲なら子どもに任せます。

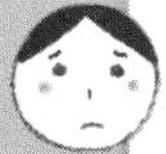

親も衝動買いをしない

大人でも衝動買いをすることがあるものです。子どもに「衝動買いって楽しそう」などと思わせないように、衝動買いは抑えましょう。せめて子どもの前ではしないように。

ゲームは日常生活に支障がない範囲に

パソコンやタブレット、スマホなどのデジタル機器に囲まれている子どもたちに、「使うな」というのは無理でしょう。けれど、ゲームには依存という問題があるのも事実。使用のルールを決めます。

使いはじめる前にルールを決めよう

デジタル機器と親和性が高い子が増えています。実行機能が弱いとゲームをやめられず、依存しやすい傾向があります。機器を購入するなら使用のルールを決めてからにします。ルールは子どもと一緒に決め、決めたルールはきっちり守るようサポートしましょう。

やりすぎに気づかせる

「ゲームをやりすぎている」「ルール違反になっている」と声をかけて気づかせます。「やりすぎてるよ！」と怒らず、ゲームで大事な時間をムダにしていることに気づかせましょう。

ゲームをしていた時間で、なにができただろうか

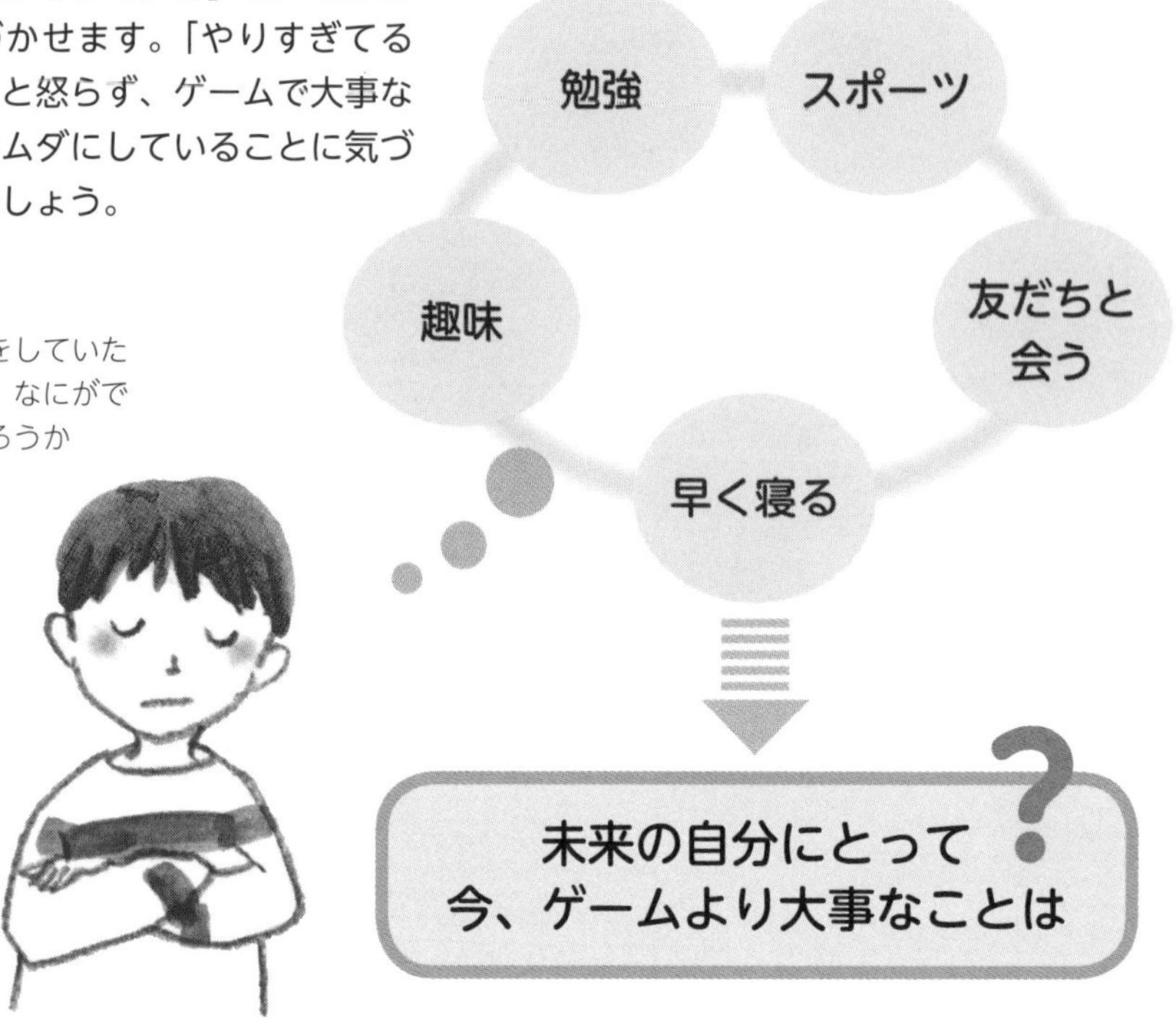
勉強
スポーツ
友だちと会う
早く寝る
趣味
未来の自分にとって
今、ゲームより大事なことは

動画にも注意

ゲーム依存だけでなく、ネットの動画に依存する子も少なくありません。学習で使っていたはずのタブレットなどで、勉強には無関係な動画をみすぎていないかにも注意しましょう。

「やめる」サポートを

ゲームは大きな魅力があり、実行機能の弱い子どもは、自分からはなかなかやめられません。ルールを決め、守るようにサポートします。ゲーム機器は親の所有物で、子どもはそれを借りているという意識をもたせることも大切です。

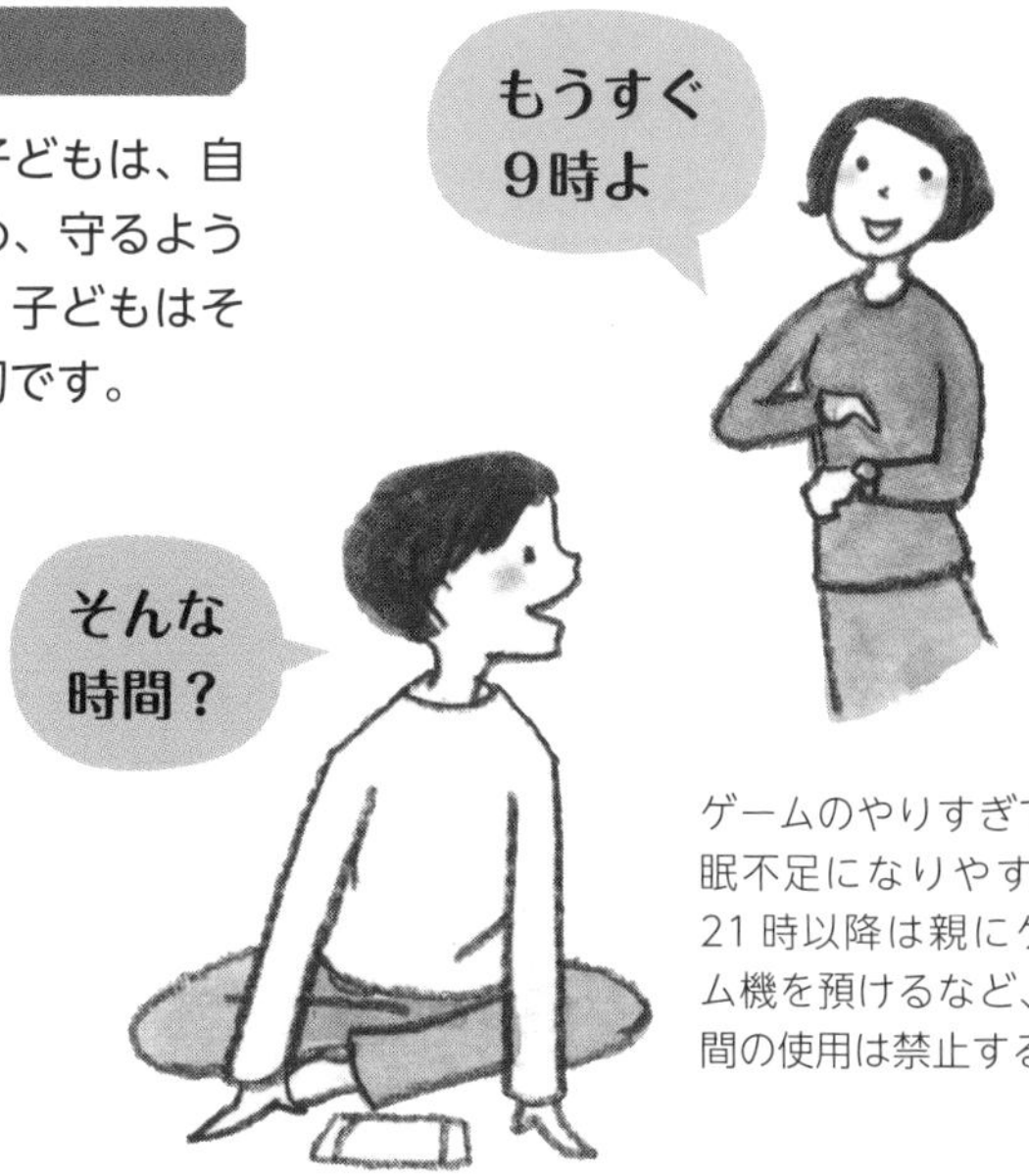

ゲームのやりすぎで睡眠不足になりやすい。21時以降は親にゲーム機を預けるなど、夜間の使用は禁止する

ゲーム以外の楽しみを

「ゲームより勉強が好き」などと言う子は、まずいないでしょう。ゲームをやめるには、ゲームより楽しいことが待っている状況をつくります。運動、芸術、料理など、ゲーム以外で達成感の得られるものがおすすめです。英検や漢検にハマる子もいます。

次回を明確に

次はいつ遊べるかを明確にしておくと、比較的、時間どおりにゲームをやめることができます。約束を守れるという自信は、ゲームの時間をコントロールできるという自信になります。

使用契約書をつくる

ゲームをする場所、保管場所、使用時間、使用日、食事中はしない、部屋には持ち込まない、ダウンロードや課金は親の許可を得るなどのルールを決めます。ルールは書面にして、親子それぞれがサインしておきます。

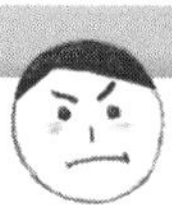

いきなりゲーム機を処分しないで

やりすぎをやめさせようとしてゲーム機を捨てるなど、強硬な手段に出るのは逆効果です。ルールを破ったときどうするかも決めておきましょう。

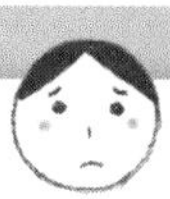

親も時間を守る

子どもに「やめろ」と言って、親がゲームで遊んでいては納得しないはず。親も使用時間を守りましょう。ゲーム以外に親子で遊べる趣味をもちましょう。サイクリングなど体を動かすことがベターです。

「アンガーマネジメント」は自立の一助

怒りの爆発を抑えることができれば人間関係のトラブルが減り、社会に適応しやすくなります。アンガーマネジメントにはいくつかの方法があります。子どもに合った方法を身につけさせましょう。

謝ることを教える

怒りという感情は自然にわいてくるもので、抑えるのは困難です。問題なのは爆発させること。もしも爆発させてしまったら、すぐに謝るように言います。

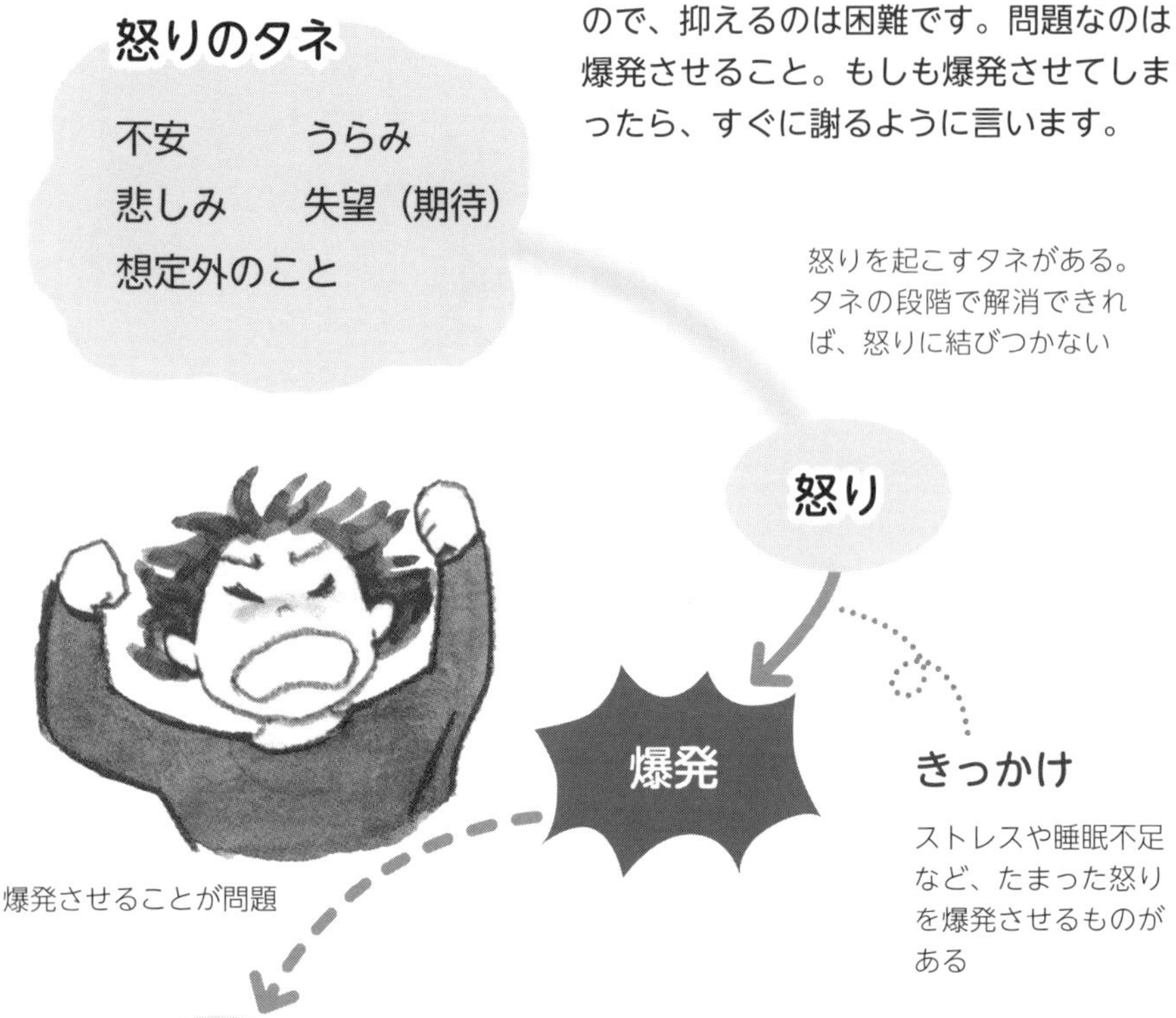
怒りのタネ
不安
うらみ
悲しみ
失望（期待）
想定外のこと
怒りを起こすタネがある。タネの段階で解消できれば、怒りに結びつかない
怒り
爆発
きっかけ
ストレスや睡眠不足など、たまった怒りを爆発させるものがある
爆発させることが問題

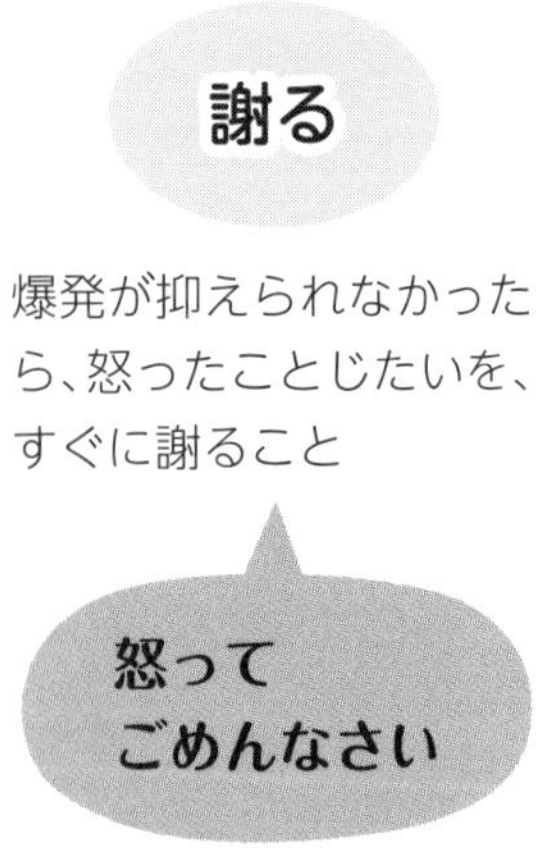
謝る
爆発が抑えられなかったら、怒ったことじたいを、すぐに謝ること
怒ってごめんなさい

怒りは周りも自分も傷つける

怒りを爆発させると周囲の人を傷つけたという罪悪感に苦しみ、そんな自分にも怒ります。怒りを受け流し、爆発させないようにしましょう。

怒りだけでなく、不安が強い子もいます。ストレスが多いと怒りや不安が出やすいので、ストレスをためさせないようにしましょう。

怒りの爆発を抑える

爆発しそうになったら、ぐっとこらえて怒りを抑えます。言いたいことがあるなら、落ち着いてから静かに言いましょう。

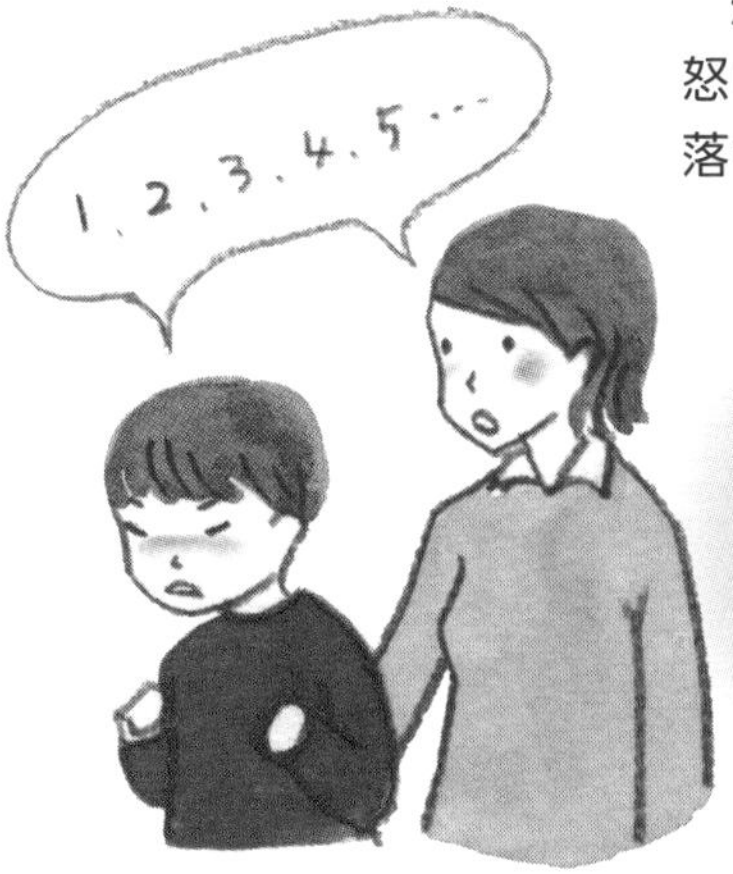

10数える

声を出して子どもと一緒に、1から10まで、ゆっくり数える

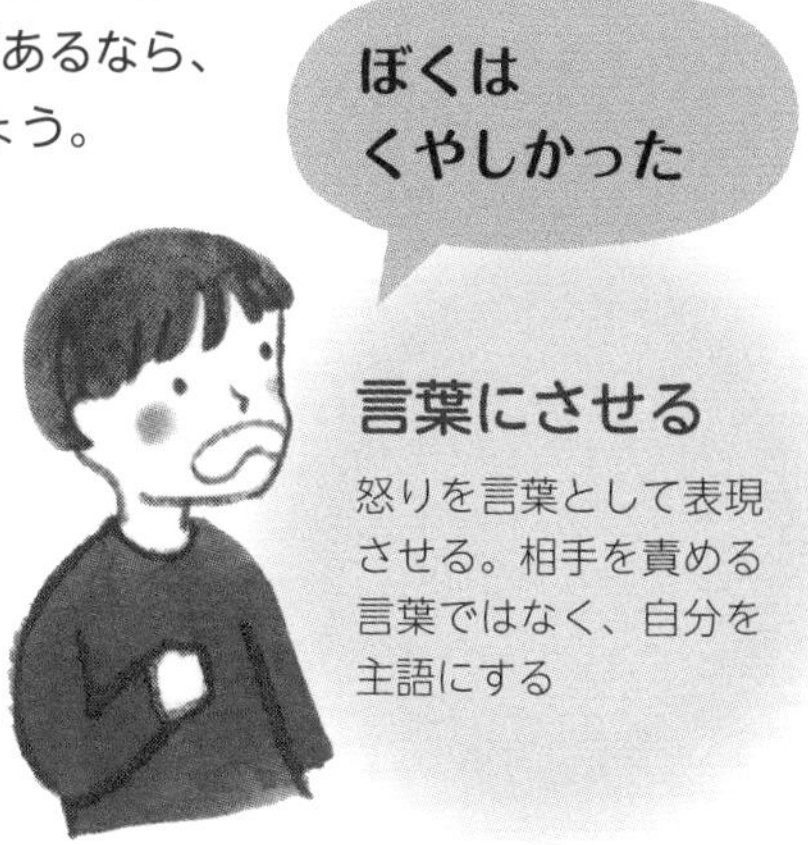

言葉にさせる

怒りを言葉として表現させる。相手を責める言葉ではなく、自分を主語にする

深呼吸

短く息を吸ってゆっくり吐く。これを2～3回くり返す。数を数えながらでもいい

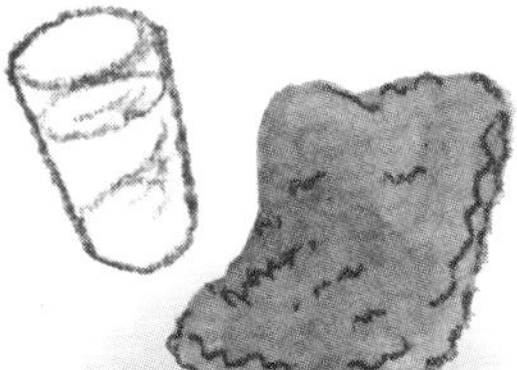

クールダウン

ゆっくり水を飲んだり、冷たいタオルで顔をふいたりする

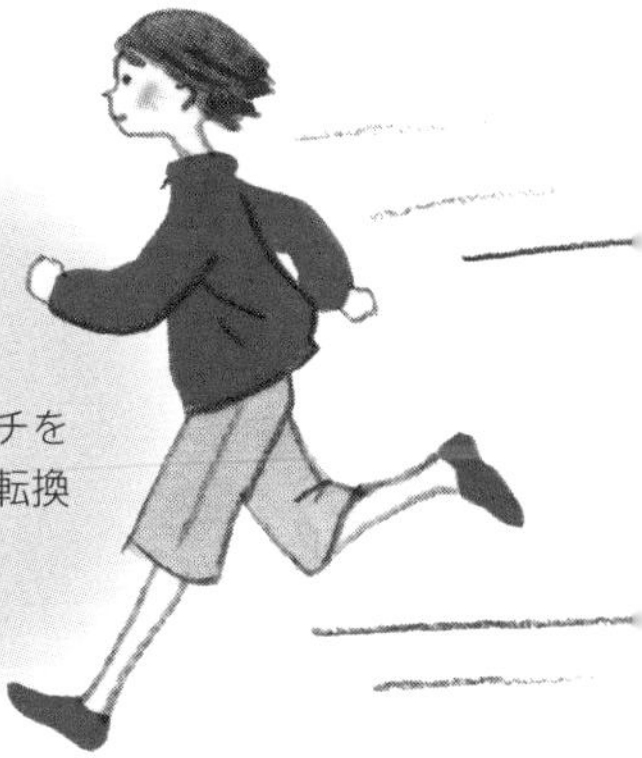

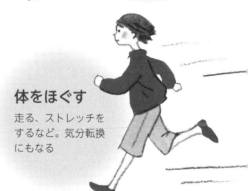

体をほぐす

走る、ストレッチをするなど。気分転換にもなる

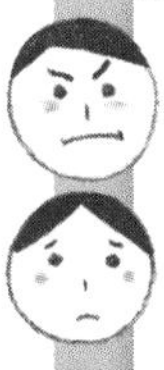

努力を認める

思わしくない結果になったとき、「期待していたのに」は禁句。言われたほうは存在まで否定されたような気になり、怒りに結びつきます。「がんばったね」などと、努力を認めましょう。

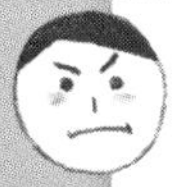

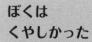

「べき」をおしつけない

やるべきことをやらない子どもに「〇〇するべきでしょ！」などと「べき」をおしつけないように。決めつけられた反発が怒りとして爆発することもあります。

サポートがうまくいっているかチェック

適切な実行機能サポートによって、子どもの実行機能は徐々に成長し、強くなっていきます。それに伴って、実行機能の相性も変わります。ときどき、実行機能をチェックしてみましょう。

実行機能も成長

個人差はありますが、実行機能は変化します。適切なサポート、失敗経験などによって、徐々によくなっていくものです。

失敗を活かす

だれにでも失敗はつきもの。そのとき落ち込むのではなく、前向きにとらえ、うまくいく方法を考える

サポート付きトレーニングを続ける

親、先生、支援者などが、根気強くサポートをする。子どももトレーニングを、がんばる

本人が変わる

ひとりでできることが増える、状況をつかめるようになるなど、成長する

相性が変わる

子どもの実行機能が強くなるので、親子の実行機能の相性は変わることがある

実行機能チェック

ときどき実行機能をチェックしよう

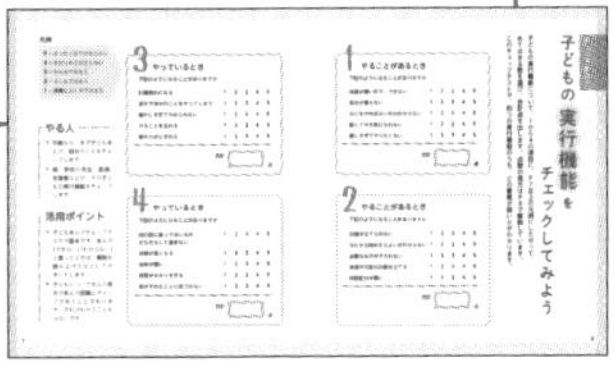

サポートのしかたを変える

サポートが不要になる領域もある。相性の変化でサポート内容も変わる

支援者も替わる

家庭、学校、職場で支援する人が替わる

成長とともに変わるもの

実行機能が弱ければ、ひとりでのトレーニングはつらく、サポートが必要です。サポートを続けるうちに、実行機能は強くなっていきます。また、子どもたちは成長とともにさまざまな失敗経験をします。その失敗を活かすときにも実行機能は鍛えられます。

実行機能以外のサポートも

支援を受けながらの自立に向けて、実行機能サポート以外にも準備しておきたいことはあります。左記のような力を伸ばすのも、そのひとつです。

なにより考えておきたいのは、その子の一生をどうかたちづくっていくのか、幸せな人生を送る「生き方」をどう組み立てていくのかということです。個々の能力や結果にとらわれず、幅広い視点で考えておきたいものです。

主体性、自己決定力
自分で考え、決断して、実行する

メタ認知
自分を客観的にみて評価し、行動や感情を制御する

問題解決力
問題をみつけ、ＳＯＳを出して解決していく

対人関係
不快感を与えないような挨拶、言葉づかいをして、人とトラブルを起こさず、コミュニケーションをとれる

生活スキル
身だしなみ、食事や睡眠、金銭管理、日常的な家事など

社会的スキル
時間の管理、仕事の進め方、報告・連絡・相談、余暇の使い方など

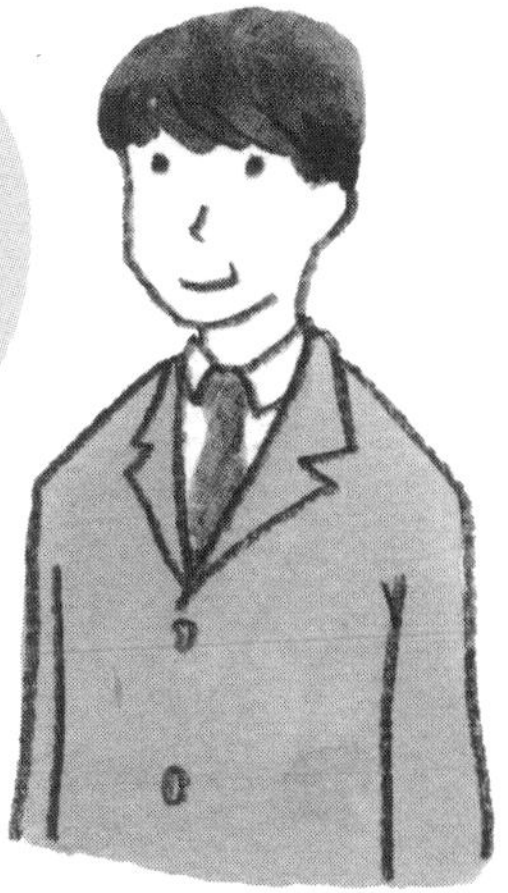

清潔感のある、職場に合った服装ができる

トラブルをくり返すようなら

適切なサポートをして、本人もがんばっているのに、同じようなトラブルをくり返すことがあります。別の分野のサポートが必要かもしれないので、専門家に相談します。

発達障害の診断が違っていたこともあります。例えば、頭痛や腹痛で学校や職場に行けない場合、別の病気のサインということもあるので、内科などを受診します。

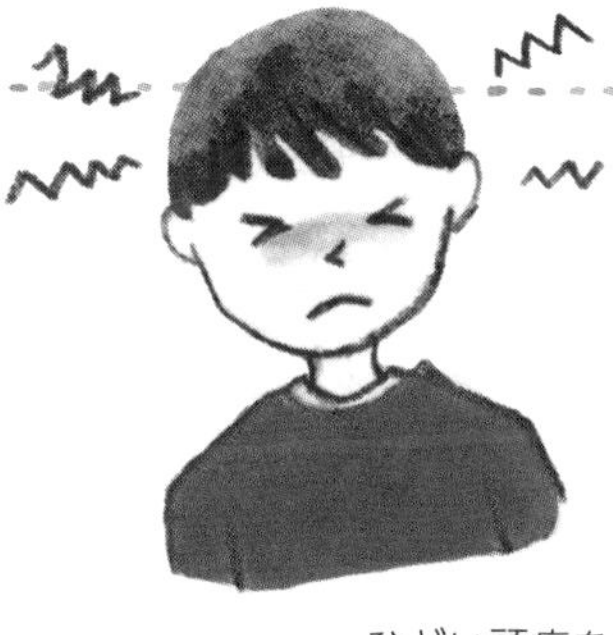

ひどい頭痛をくり返すなら偏頭痛のことも。薬物療法で改善する

共感疲労

子どもの気持ちと一体化して疲れる

子どもが感じている苦しさやつらさを自分のことのように感じて、疲れてしまうことがあります。状況を客観的にみるためにも、子どもと一体化せず、距離をおくようにしましょう。

ときには子どもと距離をおいて

共感とは相手の感情や状況を思いやることで、多くの人が自然にもっているものです。実行機能が弱いことで苦しんでいる子どものサポートは、共感しないと不十分になりますが、共感が過剰では自分が壊れてしまいます。ことに、自分の親からとても厳しく言われた経験がある人や、リストカットを経験した人などは、同じような悩みを聞くときに共感しすぎると子どもと一体化しがちです。

共感のしすぎで疲れることを、「共感疲労」といいます。共感疲労は気づかないうちに進みます。共感疲労に陥ると、なにも手につかず、なにも感じなくなり、子どもに冷淡になったり、拒否感をもったりします。

子どもとの距離を保ちましょう。それぞれが別の人間です。自分の趣味をもち、自分の友だちと会いましょう。ときには子どものサポートから離れて自分を癒やす時間をもちましょう（→P98）。

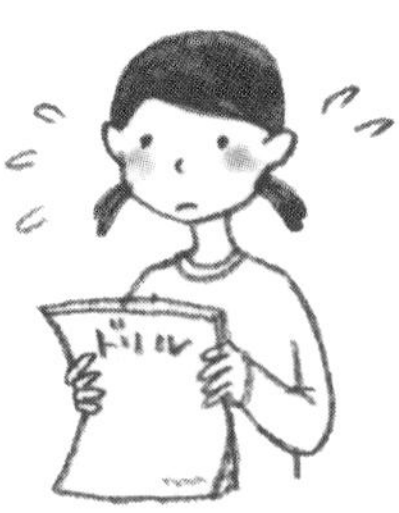

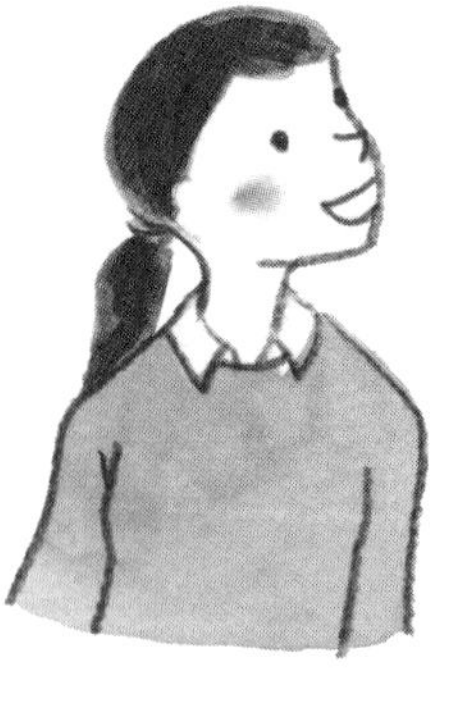

悩みを打ち明けられたら子どもと一体化しすぎないで、よく聞いて

共感疲労を防ぐ

共感疲労に陥らないように、気をつけることがあります。共感は大切ですが、同時に、相手との距離を保つことも欠かせません。ここではアメリカの発達心理学者、アイゼンバーグ博士の説をもとに考えてみます。

共感

1. 子どもの視点で状況をみる
2. 子どもの気持ちを感じとる
3. 自分の同じような過去の経験を思い出す

左の３つを調整しないと、３つがからまり

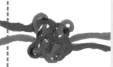

共感疲労 ▶

症状

- 子どもを避ける
- 子どもを軽蔑する
- 子どもを冷笑する
- 子どもに冷淡になる

共感疲労に陥ると、さまざまな症状が現れる

＋ 共感しつつ相手との距離を保つことで真のサポートができる

距離を保つ

一体化しすぎない
苦しんでいる子どもじたいにはなれないと、心に留めておく

両方とも必要

別人格化
子どもは自分とは別の人間だという認識をもちつづける

手段

- 知ったつもりにならない
- ありのままをみる
- 心をこめて応える

どちらも同じくらい重要。とくに、一体化が強すぎると子どもの苦しみに飲み込まれてしまうので要注意

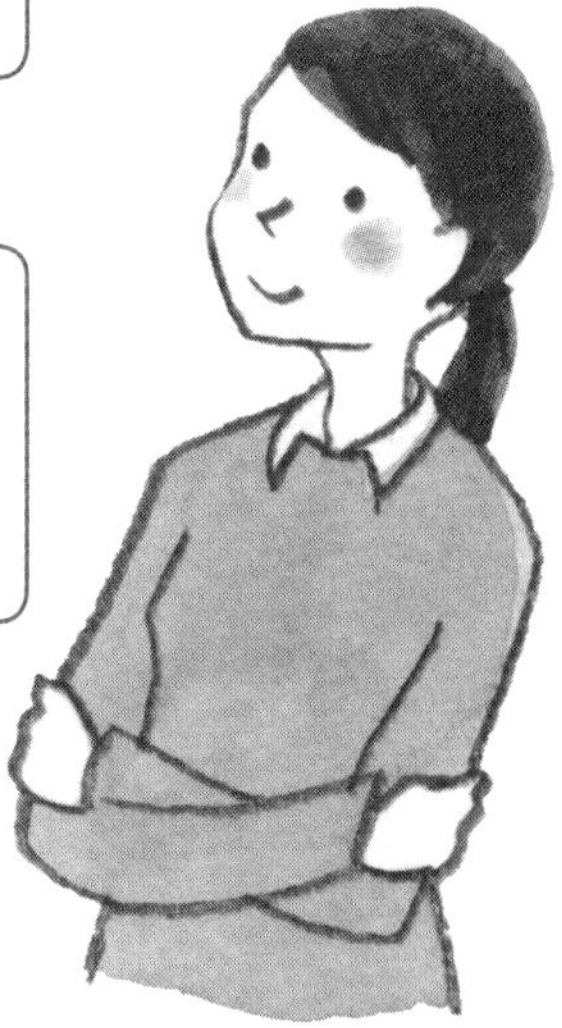

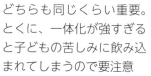

自分を見失わないように落ち着いてサポートしよう

燃えつきてしまう前にメンテナンスを

共感疲労とは別の原因で、サポートする人が壊れてしまうのが燃えつき症候群です。がんばってきた人が突然、燃えつきたように意欲を失い、無力感にとらわれてしまいます。

がんばることが目的になって

まじめで几帳面な人ほど、子どもを完璧にサポートしようとがんばります。けれども、うまくいかなかったり、成果が感じられなかったりすることもあります。そのとき、できないのは自分の努力が足りないからだと思い、さらにがんばろうとします。やがてエネルギーを使いはたしてしまいます。燃えつき症候群の原因は、「がんばりを目的にすること」です。

高すぎる目標を設定することが燃えつき症候群に至る第一段階です。発達障害のある子の自立とは「ひとりでなんでもできること」ではなく、「SOSを出せること」を忘れないようにしましょう。

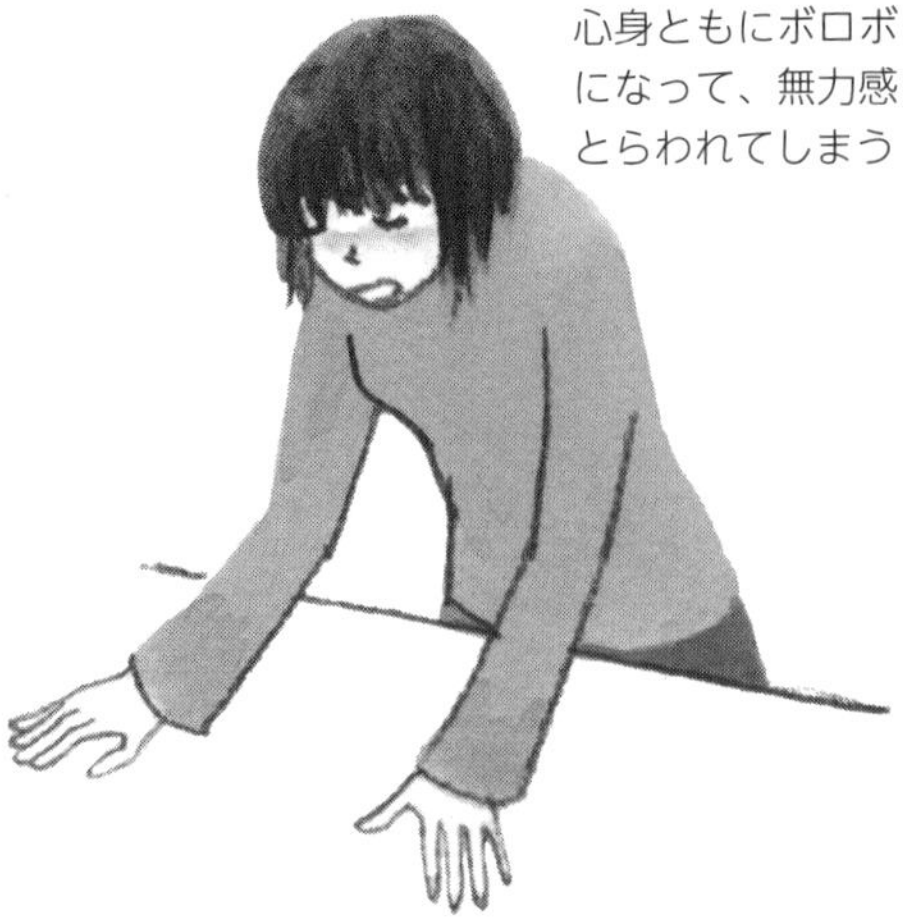

心身ともにボロボロになって、無力感にとらわれてしまう

燃えつきる経過

がんばっている人は、自分が燃えつき症候群への途上にあるとは気づいていません。また、完璧主義であることも自覚していません。

完璧をめざす
克服が困難な目標を立て、完璧にやりとげようとがんばる

▼

対立、トラブル
子どもや周囲と意見の相違で対立したり、子どもがトラブルを起こしたりする

▼

がんばりつづける
うまくいかない原因は自分にあると思い、がんばる

▼

燃えつきる
心のエネルギーがなくなってしまう。意欲を失い、生きている意味さえ感じられなくなる

▼

防ぐには
心の省エネ。心のエネルギーを使いすぎないように節約しよう

燃えつき症候群チェックリスト

燃えつき症候群に至る可能性があるかどうか、自己チェックしてみましょう。(もとはヒューマンサービス業*従事者向けのテストです。仕事をサポート、同僚や患者を子どもに置き換えてください)。

最近６ヵ月の間に、次のようなことをどのくらい経験しましたか。

5 いつも　4 しばしば　3 ときどき
2 まれに　1 ない

1	こんな仕事、もうやめたいと思うことがある	5 4 3 2 1	E
2	われを忘れるほど仕事に熱中することがある	5 4 3 2 1	PA
3	こまごまと気くばりすることが面倒に感じることがある	5 4 3 2 1	D
4	この仕事は私の性分に合っていると思うことがある	5 4 3 2 1	PA
5	同僚や患者の顔を見るのも嫌になることがある	5 4 3 2 1	D
6	自分の仕事がつまらなく思えてしかたのないことがある	5 4 3 2 1	D
7	１日の仕事が終わると「やっと終わった」と感じることがある	5 4 3 2 1	E
8	出勤前、職場に出るのが嫌になって、家にいたいと思うことがある	5 4 3 2 1	E
9	仕事を終えて、今日は気持ちのよい日だったと思うことがある	5 4 3 2 1	PA
10	同僚や患者と、何も話したくなくなることがある	5 4 3 2 1	D
11	仕事の結果はどうでもよいと思うことがある	5 4 3 2 1	D
12	仕事のために心にゆとりがなくなったと感じることがある	5 4 3 2 1	E
13	今の仕事に、心から喜びを感じることがある	5 4 3 2 1	PA
14	今の仕事は、私にとってあまり意味がないと思うことがある	5 4 3 2 1	D
15	仕事が楽しくて、知らないうちに時間がすぎることがある	5 4 3 2 1	PA
16	体も気持ちも疲れはてたと思うことがある	5 4 3 2 1	E
17	われながら、仕事をうまくやり終えたと思うことがある	5 4 3 2 1	PA

結果の見方　右欄のＥ、Ｄ、ＰＡそれぞれの合計点を出します。得点基準はなく、合計点の高低により相対的に、燃えつき症候群に至る可能性をみます。

E：情緒的消耗感

心のエネルギーを出しつくし、消耗してしまった状態をみる。燃えつき症候群の中核となる

得点幅　5～25点
点数が高いほど可能性が高い

D：脱人格化

意欲を失い、相手に対して思いやりのない対応をしていないかをみる

得点幅　6～30点
点数が高いほど可能性が高い

PA：個人的達成感

がんばっていることに、達成感や自己有用感が得られなくなっていないかをみる

得点幅　6～30点
点数が高いほど可能性は低い

*ヒューマンサービス業とは、顧客にサービスを提供する業務。医療従事者、教員、介護士、客室乗務員、ホテルマン、一部の営業職など。
出典：久保真人「日本版バーンアウト尺度 1998」より改変

自分をいたわり修復する方法ベスト5

共感疲労や燃えつき症候群にならないよう、自分を大切にしましょう。ここに紹介する方法は、サポート役の大人だけでなく、サポートされる子どもにもやってほしいことです。

体をほぐして心の緊張もとる

毎日がんばって緊張が続いていないでしょうか。体や心がリラックスしているときこそ、よりよいサポートをすることも受けることもできます。まず体をほぐして緊張をとっていきましょう。

1 ひとりでがんばりすぎない

実行機能を伸ばそうと、がんばりすぎていないでしょうか。それは子どもも同じです。がんばりすぎないことがもっとも大切です。

2 マインドフルネス

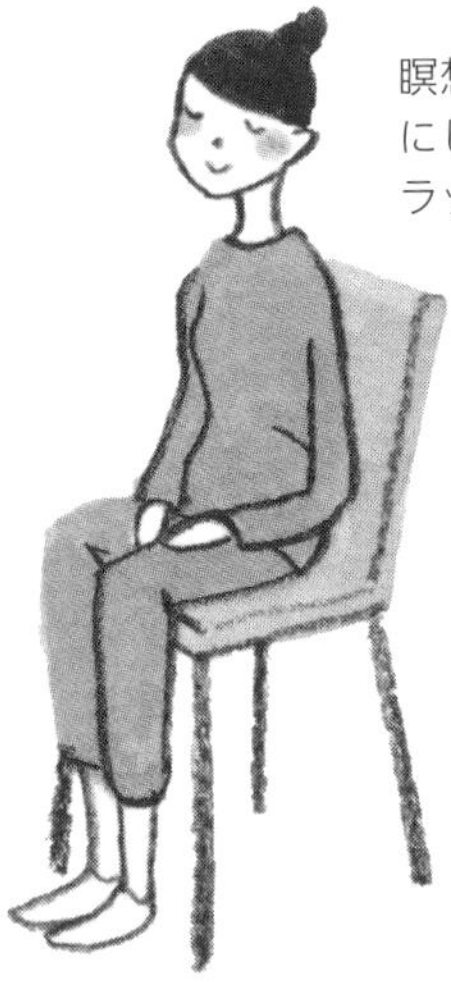

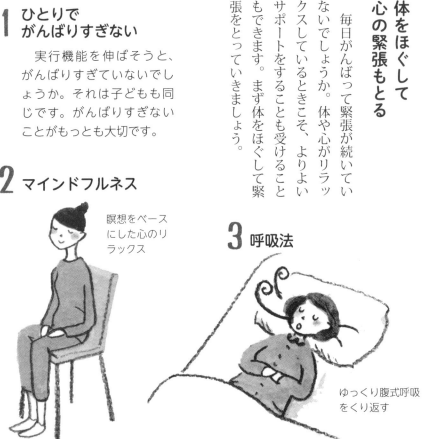

瞑想をベースにした心のリラックス

3 呼吸法

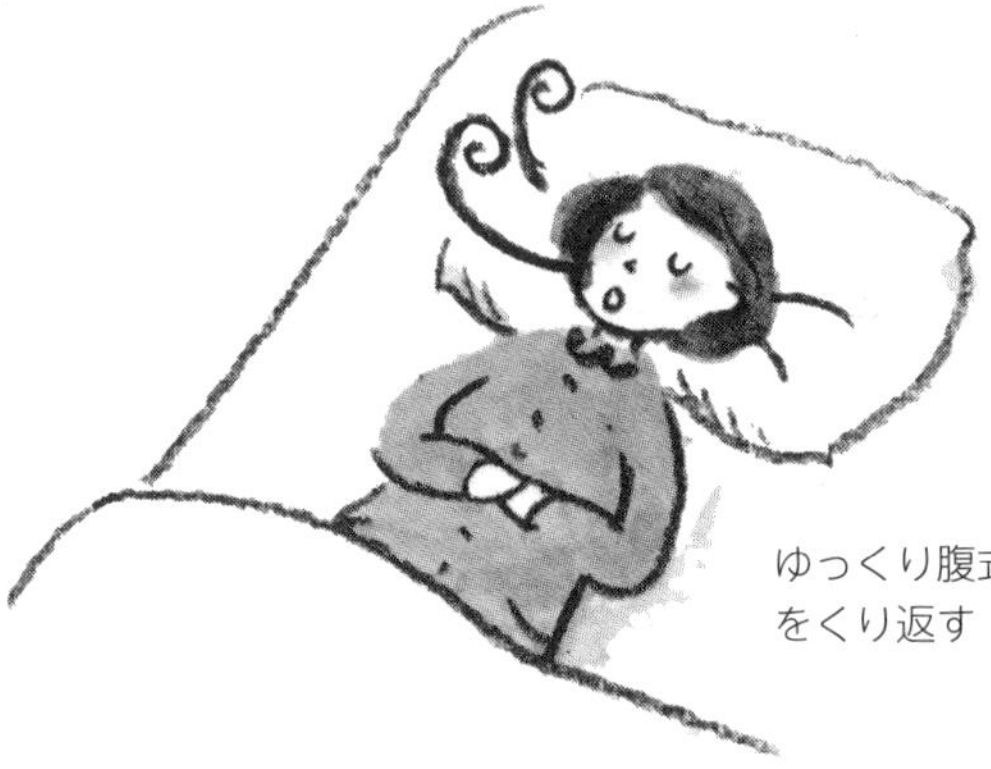

ゆっくり腹式呼吸をくり返す

4 ストレッチ

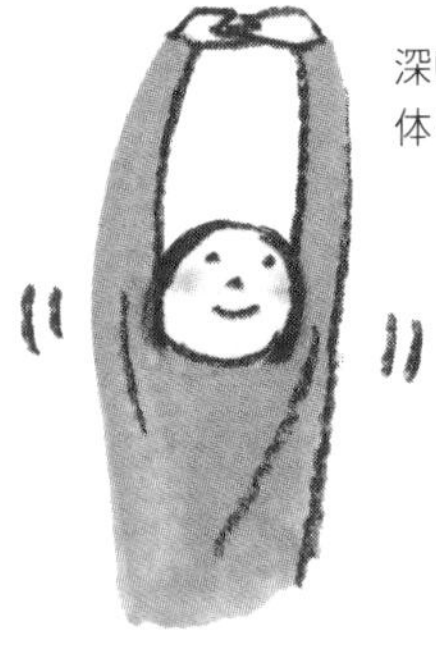

深呼吸しながら体を伸ばす

5 アロマ

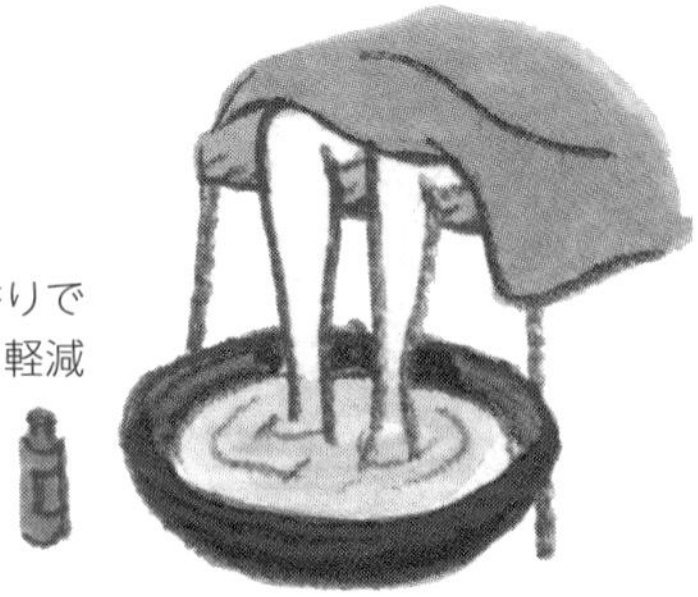

好きな香りでストレス軽減

■ 監修者プロフィール

高山恵子（たかやま・けいこ）

ＮＰＯ法人えじそんくらぶ代表。ハーティック研究所所長。臨床心理士。薬剤師。昭和大学薬学部兼任講師。特別支援教育士スーパーバイザー。昭和大学薬学部卒業後10年間学習塾経営。1997年アメリカ・トリニティー大学大学院教育学修士課程修了。1998年同大学院ガイダンスカウンセリング修士課程修了。帰国後、ＡＤＨＤを中心に高機能の発達障害の当事者と家族のための会「えじそんくらぶ」を始める。ＡＤＨＤ等の発達障害のある人のカウンセリングや教育を中心に家族支援、キャリア就労支援などを行う。セミナー講師としても活躍中。主な著書に『実践！ ストレスマネジメントの心理学』（共著／本の種出版）、『ライブ講義 高山恵子Ｉ 特性とともに幸せに生きる』（岩崎学術出版社）など。

健康ライブラリー

発達障害《はったつしょうがい》の子《こ》どもの
実行機能《じっこうきのう》を伸《の》ばす本《ほん》
――自立《じりつ》に向《む》けて今《いま》できること

2021年 4 月20日 第 1 刷発行
2024年10月 4 日 第 4 刷発行

監　修	高山恵子（たかやま・けいこ）
発行者	篠木和久
発行所	株式会社 講談社 東京都文京区音羽 2-12-21 郵便番号　112-8001 電話番号　編集　03-5395-3560 販売　03-5395-4415 業務　03-5395-3615
印刷所	TOPPAN株式会社
製本所	株式会社若林製本工場

N.D.C.493　98p　21cm

ISBN978-4-06-523128-9

■ 参考文献・参考資料

高山恵子著『発達障害に気づかなかったあなたが自分らしく働き続ける方法』（すばる舎）

高山恵子著『やる気スイッチをＯＮ！ 実行機能をアップする 37 のワーク』（合同出版）

高山恵子・平田信也著『ありのままの自分で人生を変える 挫折を生かす心理学』（本の種出版）

『心と社会 No.179 2020』（日本精神衛生会）より高山恵子著「当事者のナラティブ 第２回」

岩波明監修『おとなの発達障害 診断・治療・支援の最前線』（光文社新書）より高山恵子著「第８章 えじそんくらぶの活動――20 年の支援で見えてきたもの」

シャロン・Ａ・ハンセン著 森口佑介監修 上田勢子訳『インスタントヘルプ！ 10 代のための実行機能トレーニング』（合同出版）

田所摂寿「発達障害の子どもの心理発達とキャリア教育 青年の自立と親の子離れを考える」（2015 年 ＡＳＤの進路進学を考える会主催の勉強会より）

坂爪一幸著『特別支援教育に力を発揮する神経心理学入門』（学研プラス）

『Jpn J Rehabil Med Vol.55 No.4 2018』（日本リハビリテーション医学会）より坂爪一幸「高次脳機能障害・発達障害のある子どもの就学・復学支援」

『発達教育 2020 年 11 月号』（発達協会）

●編集協力　新保寛子（オフィス 201）
●カバーデザイン　長﨑 綾（next door design）
●カバーイラスト　山田だり
●本文デザイン　南雲デザイン
●本文イラスト　丸山裕子　千田和幸

KODANSHA

講談社　健康ライブラリー　スペシャル

イライラしない、怒らない ADHDの人のためのアンガーマネジメント

NPO法人えじそんくらぶ代表
高山恵子　監修

怒りをコントロールできれば心が落ち着き、人間関係もうまくいく！

ISBN978-4-06-259855-2

発達障害がよくわかる本

信州大学医学部子どものこころの発達医学教室教授
本田秀夫　監修

発達障害の定義や理解・対応のポイント、相談の仕方、家庭と学校でできることを、基礎から解説。

ISBN978-4-06-512941-8

15歳までに始めたい！　発達障害の子のライフスキル・トレーニング

早稲田大学教育・総合科学学術院教授
梅永雄二　監修

健康管理、進路選択、対人関係など、10種類の生活面のスキルの磨き方。大人になってから困らないために、今から取り組もう！

ISBN978-4-06-259698-5

発達障害の子の立ち直り力「レジリエンス」を育てる本

藤野博、日戸由刈　監修

失敗に傷つき落ちこんでしまう子どもたち。自尊心を高めるだけではうまくいかない。これからの療育に不可欠なレジリエンスの育て方。

ISBN978-4-06-259694-7

自閉症スペクトラムの子のソーシャルスキルを育てる本　幼児・小学生編

本田秀夫、日戸由刈　監修

幼児や小学生の時期に必要な基本中の基本スキルを紹介。子どもの特性に配慮し、生活の中で無理なく身につけよう。

ISBN978-4-06-259853-8

自閉症スペクトラムの子のソーシャルスキルを育てる本　思春期編

本田秀夫、日戸由刈　監修

思春期の基本スキルは相談と自己管理。とくに大事なのは「相談する力」。成人期に向けて親がサポートするコツも紹介。

ISBN978-4-06-259854-5

講談社　健康ライブラリー　イラスト版

自閉症スペクトラムがよくわかる本

信州大学医学部子どものこころの発達医学教室教授
本田秀夫　監修

原因・特徴から受診の仕方、育児のコツまで、基礎知識と対応法が手にとるようにわかる！

ISBN978-4-06-259793-7

LDの子の読み書き支援がわかる本

尚絅学院大学総合人間科学系教授
小池敏英　監修

ひらがな・カタカナ・漢字・文章……苦手はなに？悩みにあわせて選べる12種類の支援法を紹介。

ISBN978-4-06-259807-1